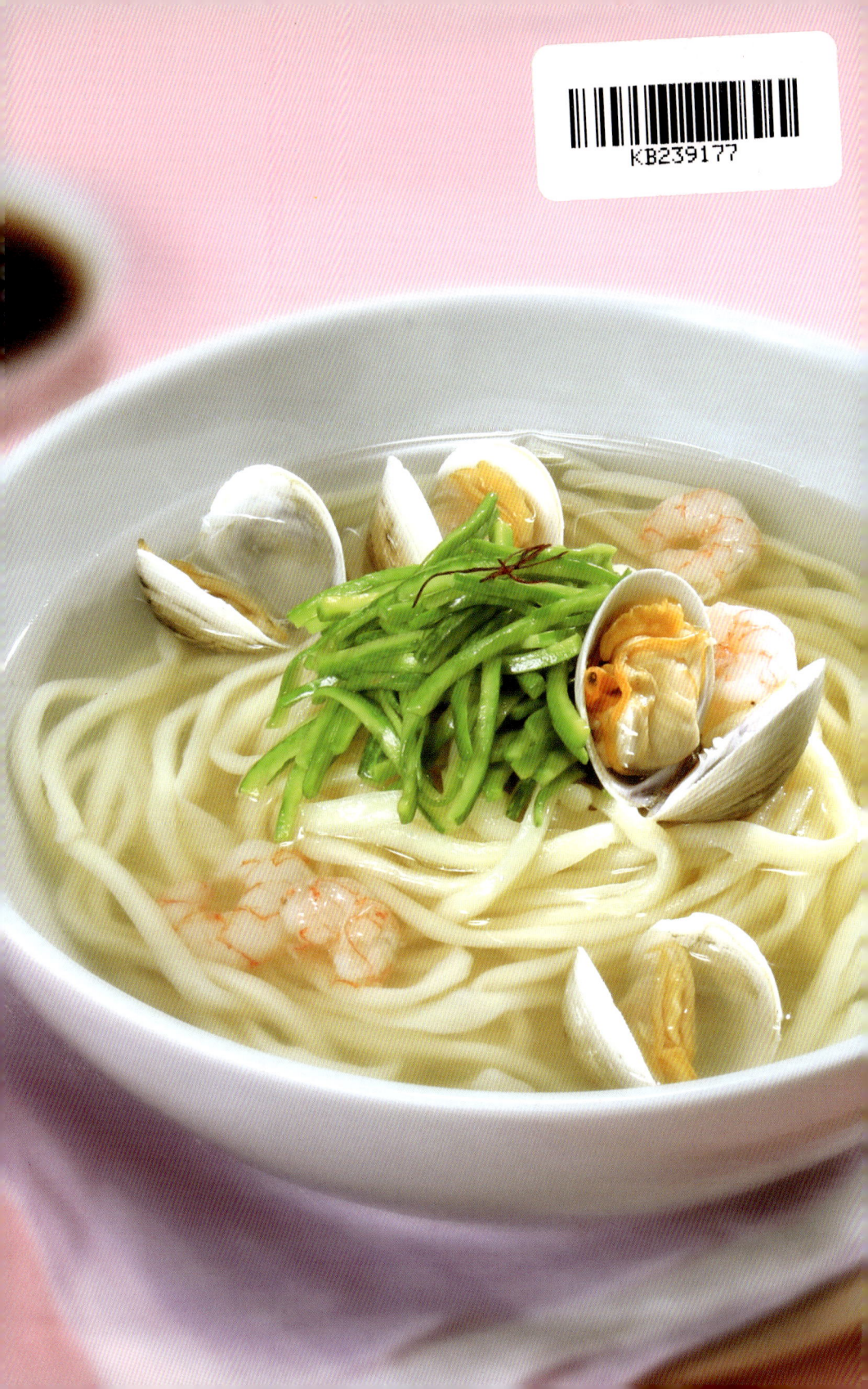

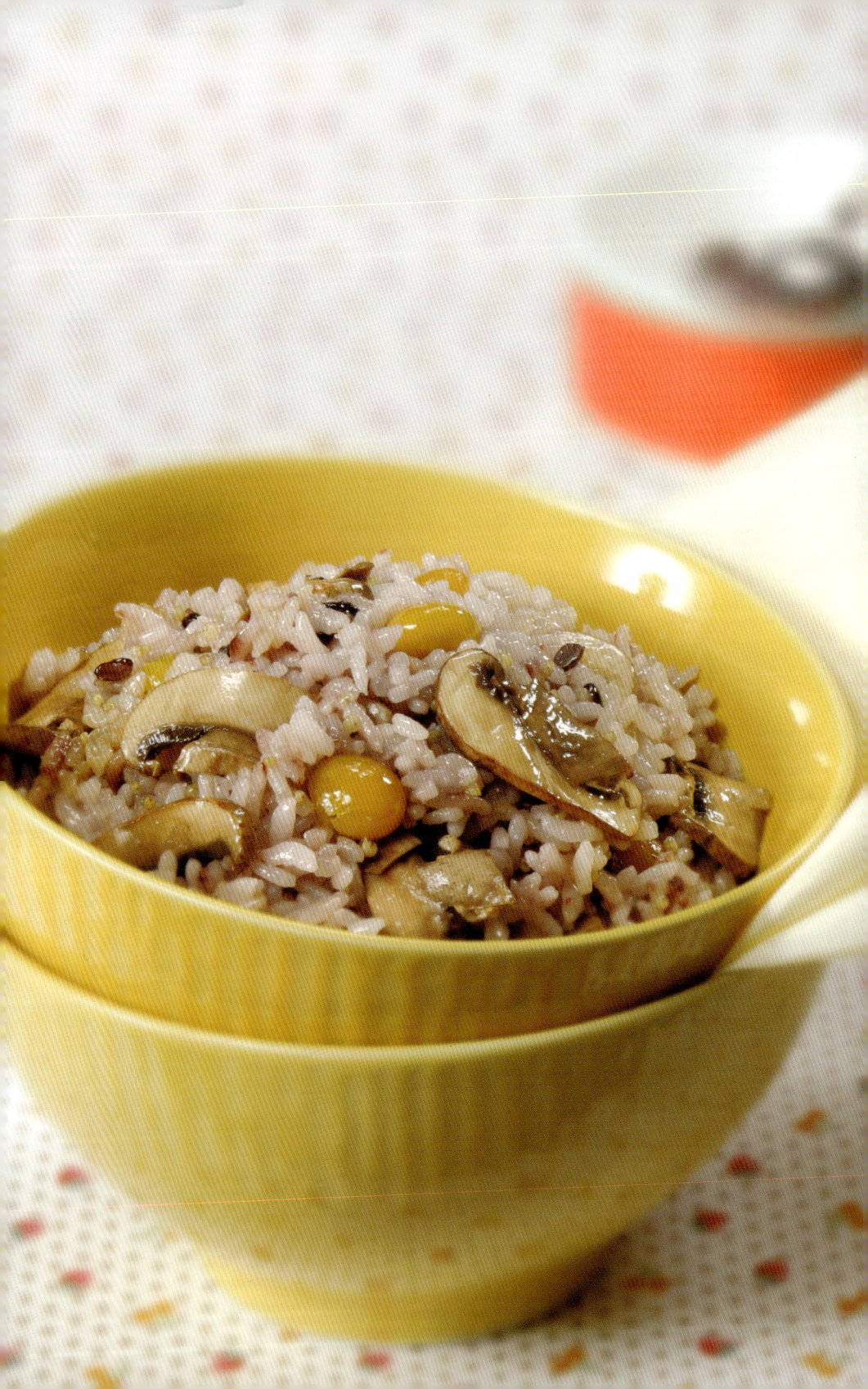

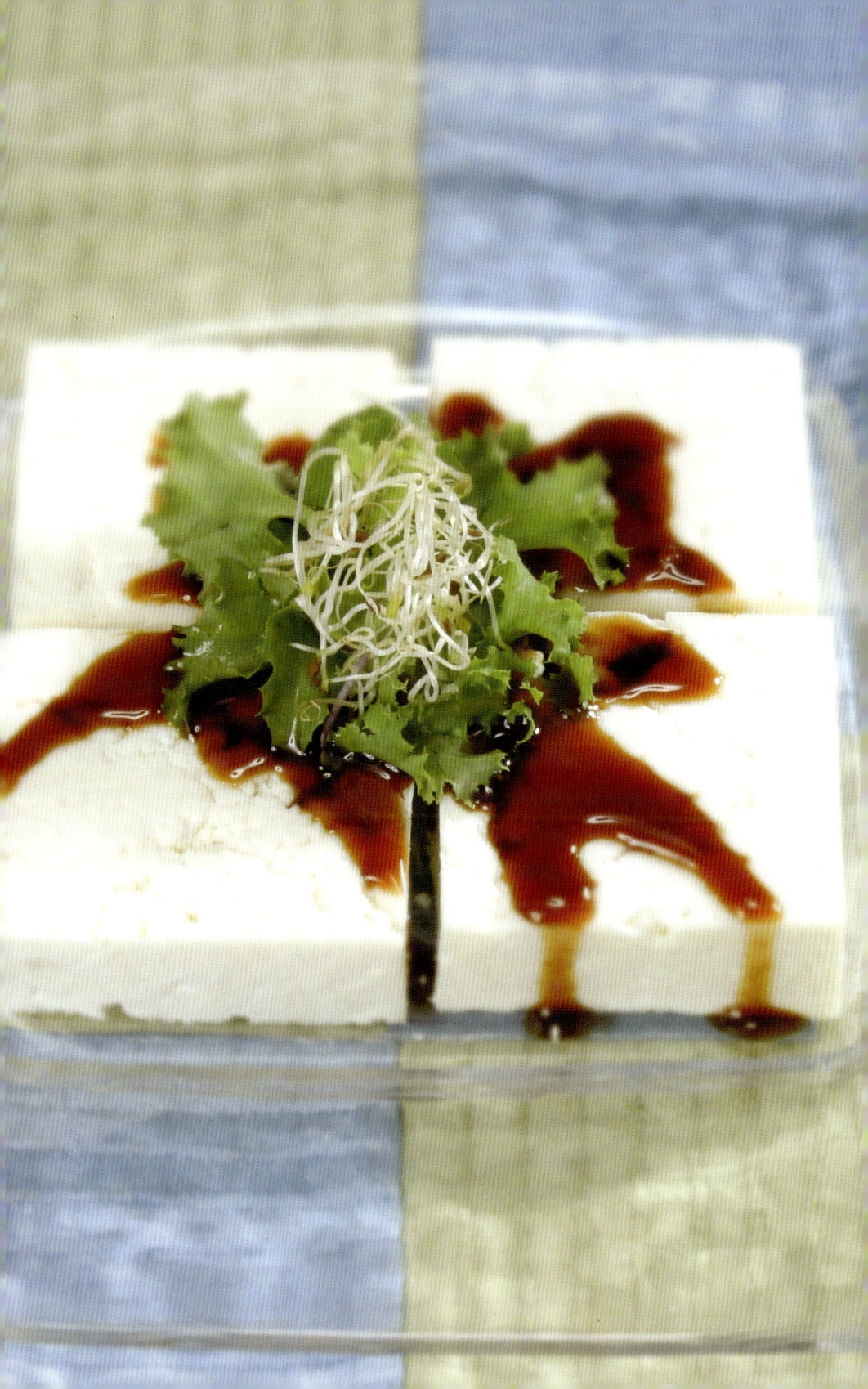

우리가 정말 알아야 할
음식 상식 백가지

초판 발행 | 1999년 1월 30일
개정판 1쇄 발행 | 2006년 6월 30일
개정판 6 발행 | 2013년 11월 5일

글쓴이 | 한영실
펴낸이 | 조미현

인쇄 | 영프린팅
제책 | 쌍용제책사
디자인 | 이기준

펴낸곳 | (주)현암사
등록 | 1951년 12월 24일 · 제10-126호
주소 | 121-839 서울시 마포구 서교동 481-12
전화 | 365-5051 · 팩스 | 313-2729
전자우편 | editor@hyeonmsa.com
홈페이지 | www.hyeonmsa.com

ISBN 978-89-323-1384-9 03570

우리가 정말 알아야 할

음식 상식 백가지

우리가 정말 알아야 할

음식 상식 백가지

한 영 실 지음

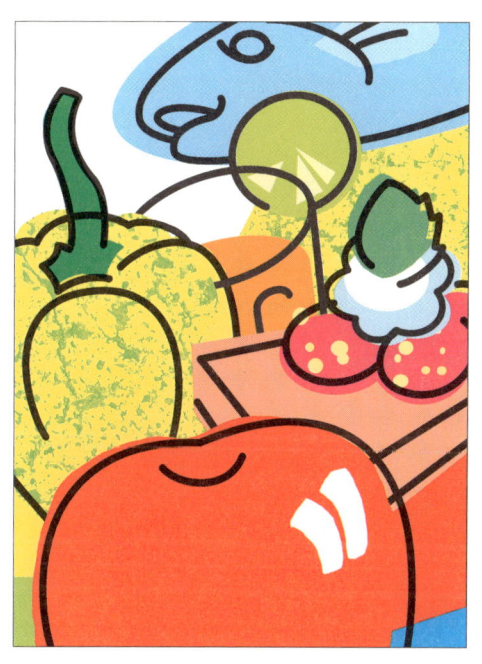

현암사

콩나물을 먹으면 정말 키가 크나?

어릴 적 어머니께 가장 많이 들었던 말은 "공부해라."가 아니고 "음식을 가리지 않고 먹어야 키가 큰다."였다. 어머니는 우리 형제가 밥을 먹을 때미다 "콩나물을 먹으면 키가 큰다.", "콩은 밭에서 나는 고기란다.", "부추 한 잎이 피 한 방울이다.", "미역을 먹으면 머리가 검어진다.", "팥밥을 먹으면 밤에 귀신이 안 따라온다." 등등 늘 이 음식을 먹으면 어떻게 몸에 좋은지에 대해 비유적으로 풀어 말씀하셨다.

어머니께서 그렇게 말씀하시면 우리는 먹기 싫어도 서로 경쟁적으로 먹곤 했다. 그게 습관이 되어 새로운 음식을 보면 먼저 어머니께 어디에 좋은가를 여쭈어 보았다. 어머니는 그럴듯한 답을 찾지 못할 때는 그냥 "키 큰다." 하고 말씀하셨다. 지금 생각하면 절로 웃음이 나지만 나의 외할머니, 친할머니 두 분 모두 키가 작으셨고 부모님 역시 보통 키셨는데 나를 비롯한 다섯 형제 모두 큰 키에 좋은 체격과 건강함을 갖게 된 것은 이미도 엄마 어릴 저에 시어 '영양 교육' 덕분인 것 같다.

나 역시 두 딸에게 어머니가 우리 형제에게 하셨던 말씀을 들려주었다. 그런데 어느 날 큰 딸이 쪽지를 남겼다. "콩나물은 가분수라서 싫어요.", "미역을 먹어 머리가 검어진다면 미역을 안 먹으면 갈색이 되나요? 전 갈색 머리가 더 좋아요.", "우리는 하느님을 믿잖아요. 그런데 귀신이 어디 있어요?" 등등이었다. 그저 "이걸 먹으면 키가 큰단다." 하면 먹는 척이라도 했던 우리 세대와는 전혀 다른 반응이었다.

그래서 방법을 바꾸어 영양 교육을 제대로 하기로 했다. 학생들에게 식품학 강의를 하듯 왜 음식을 골고루 먹어야 하는지, 음식에 들어 있는 영양소가 우리 몸에서 어떠한 일을 하는지 등을 아이가 알아들을 수 있도록 차근차근 쉽게 설명해 주었다. 딸아이는 충분히 이해하고 나면 그 음식은 잘 먹었다. 논리적이고 과학적인 설명을 함께 해 주어야 요즘 애들을 설득할 수 있는 것이다.

두 아이가 끊임없이 물어 왔던 식품과 영양에 대한 궁금증과 나의 설명을 모아 자료를 정리하던 중 '식품과 현대 생활'이라는 교양 과목을 맡게 되었다. 강의 중 식품에 관한 질문을 가만히 들어 보면 우리가 건강에 대해 기울이는 관심은 지나칠 정도이면서도 늘 먹는 음식에 대해서는 기초 상식조차 제대로 모르는 것을 알 수 있었다. 참으로 안타까웠다. 매일 먹는 음식이 우리 몸에서 어떠한 일을 하는지는 식품학이나 영양학을 전공한 사람뿐 아니라 건강한 생활을 위해서라면 누구나 알아야 할 상식이다. 그러나 우리의 식생활은 그저 막연한 경험과 근거 없는 속설에 의존해 온 실정이다.

그래서 식품학이나 영양학을 전공하지 않은 보통 사람이 일상 음식에 대한 기초 상식을 습득하고, 잘못 인식하고 있는 음식에 대한 속설을 올바로 이해해 바른 식생활을 할 수 있도록 도와 줄 음식 상식에 관한 책을 엮어 보기로 했다.

우선 어릴 적 어머니께서 음식을 먹을 때마다 해 주신 이야기와 요즘 애들의 호기심 가득한 질문을 식품학적으로 풀어 보았다. 그 외 주부들이 일상 식생활에서 가지는 음식에 대한 궁금증과 다양한 계층을 상대로 한 외부 강연이나 방송 출연을 하면서 받았던 질문과 답변을 모아 보았다. 식사 모임에 가면 식품학을 전공한다고 음식에 대해 여러 가지 궁금한 것을 물어 오는 경우가 많다. 고깃집에 가면 고기와 같이 나오는 마늘을 구워 먹는 게 좋으냐 그냥 먹는 게 좋으냐, 쌈밥집에 가서 상추 쌈을 많이 먹고 나면 졸리는 이유는 무엇이냐 등을 말이다. 이처럼 일상 생활에서 접하는 음식에 관한 질문과 답도 모아 분류해 보았다.

곡류, 채소류, 과일, 음료, 육류 · 어패류 · 달걀, 해조류 · 설탕류, 인스턴트식품 · 패스트푸드 · 발효 식품, 그 밖에 궁금한 음식 등으로 8 장까지 분류하여 각 장에 해당하는 식품에 관한 재미있는 질문과 건강에 도움이 되는 음식 상식을 모았고, 마지막 장인 9장에서는 최근 부쩍 관심을 가지는 다이어트와 음식에 관한 상식을 이해하기 쉽게 문답식으로 정리해 보았다. 부디 이 책이 올바른 식생활을 관리하는 데 도움이 되고 좋은 건강을 유지하는 데 보탬이 되었으면 하는 바람이다.

그 동안 자료 조사 및 정리를 도와 준 숙명여대 식품영양학과 전통식품소재개발연구실 김순임, 김건희 박사 그리고 모든 연구원에게 고마운 마음을 전한다. 또한 물심양면으로 지원을 아끼지 않으신 (주)현암사의 조근태 사장님과 책의 구상 단계부터 많은 조언과 아이디어를 주며 힘이 되어 주신 형난옥 주간님, 그리고 여러 번의 수정 작업에도 싫은 내색 없이 꼼꼼하게 다듬고 작업을 해 주신 편집팀에도 깊은 감사를 드린다.

1999년 1월
청파 언덕에서 한영실

차례

곡류

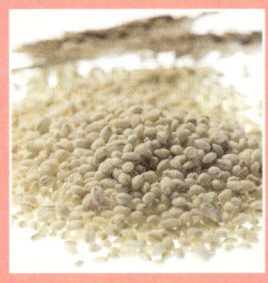

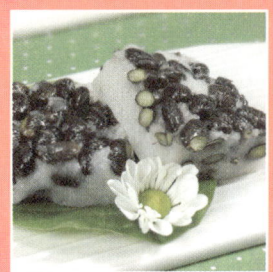

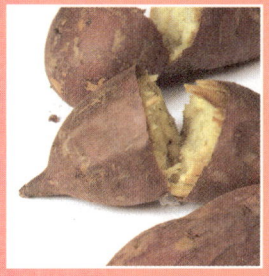

보리밥 먹으면
왜 방귀가 잦을까?

● 초등학교 다닐 때 '방귀쟁이'라는 별명을 가진 반 친구가 있었다. 매주 자리를 바꿔 앉았는데 그때마다 그 친구의 짝꿍이 되지 않으려고 모두 법석대다 벌을 서곤 했다. 그 친구가 유난히 방귀를 자주 뀌어서였다. 집안이 어려워 늘 보리가 까맣게 들어 있는 도시락을 싸 가지고 다녔는데 점심시간이면 뚜껑을 다 열어 놓지 못하고 젓가락으로 뚜껑을 들어 가며 밥을 먹곤 했다.

예전에는 보리밥 하면 이처럼 '가난', '보릿고개', '방귀' 등을 연상시킬 뿐이었지만 요새는 건강식으로 인정받아 꽁보리밥을 전문으로 취급하는 식당도 생겨났다.

보리밥을 먹으면 왜 방귀가 자주 나올까? 러시아와 미국의 우주 항공 관계자들은 방귀에 대해 깊이 있게 연구한다. 우주 비행 중 나온 방귀가 우주선 내에서 폭발을 일으킬 수 있기 때문이다.[1]

일반적으로 장내 가스는 우유, 콩 등 소화가 더딘 음식을 먹은 뒤에 많이 발생한다. 음식물이 소화가 덜 된 상태로 대장까지 도착하면 상대적으로 많은 발효 가스가 생성되어서이다. 그래서 소화가 잘 되지 않는 보리밥을 먹은 뒤에 방귀가 더 잘 나온다.

보리는 쌀, 밀, 옥수수 다음으로 많이 생산되는 곡류로 7,000~10,000년 전쯤부터 재배되었다. 원산지는 중앙아시아와 중국의 서강성(西康省)으로 본다. 우리나라에서는 기원전 5~6세기경 재배한 것으로 추정되는 겉보리가 출토되었으며 『삼국사기』 고구려(221년)와 신라(114년) 편에도 보리에 대한 기록이 나온다.

　보리에는 성숙한 후 껍질이 종실에 밀착하여 분리되지 않는 겉보리와 성숙한 후 껍질이 종실에서 잘 분리되는 쌀보리가 있다. 겉보리는 피맥(皮麥)이라고도 하는데, 보통 보리라 하면 겉보리를 가리킨다.[2] 압맥은 보리쌀을 고열 증기에 쏘여 부드럽게 한 다음 기계로 눌러 만든 것으로 소화가 잘된다.

　보리의 일반 성분은 수분 13.8%, 단백질 10.6%, 지방 1.8%, 당질 68.2%, 섬유소 2.9%이다. 또 칼슘이나 철분, 칼륨, 인 등의 무기질 함량이 높다. 쌀에 부족한 비타민B$_1$이 많이 들어 있어 탄수화물 대사에 도움을 주고 필수 아미노산인 트립토판도 쌀보다 많아 쌀과 보리를 섞어 먹으면 좋다. 보리밥을 먹으면 배가 금방 꺼진다고 하는데 이

표1-1 ● 보리(100g)의 일반 성분 [3]

성분 \ 식품명	보리, 겉보리, 통보리	보리, 겉보리, 보리쌀	보리, 겉보리, 납작보리	보리, 겉보리, 할맥	밀, 통밀	쌀, 논벼, 백미, 일반형
열량(kcal)	334.0	357.0	339.0	351.0	338.0	371.0
수분(%)	13.8	9.9	13.5	10.5	11.8	11.7
단백질(g)	10.6	11.2	10.5	9.8	12.0	6.8
지질(g)	1.8	2.0	1.7	1.2	2.9	1.0
탄수화물 당질(g)	68.2	74.8	71.1	76.9	69.0	79.6
탄수화물 섬유소(g)	2.9	1.2	1.8	0.5	2.5	0.3
칼슘(mg)	43.0	37.0	44.0	21.0	71.0	5.0
인(mg)	360.0	193.0	240.0	156.0	390.0	100.0
철(mg)	5.4	3.0	3.2	1.8	3.2	0.5
칼륨(mg)	480.0	190.0	230.0	210.0	344.0	105.0
비타민B$_1$(mg)	0.31	0.4	0.26	0.22	0.34	0.15
비타민B$_2$(mg)	0.1	0.08	0.05	0.09	0.11	0.08
나이아신(mg)	5.5	5.8	6.0	0.0	5.0	1.5

는 섬유소 함량이 쌀보다 훨씬 높아 장을 빨리 통과하기 때문이다. 체내 축적된 유독 성분을 제거해 주는 효과도 뛰어나 만병의 원인인 변비 해소에도 도움을 준다.

보리는 고추장의 주원료이며 식혜를 만드는 엿기름으로도 쓰인다. 엿기름은 보리에 적당히 물기를 주어 싹을 틔운 것으로 녹말을 당분으로 만드는 효소가 많아 소화가 잘되게 한다. 이 때문에 조청, 감주, 식혜 등의 원료로 쓰인다. 엿기름의 싹은 보리보다 1.5배 정도 길고 노란 갈색을 띤다. 엿기름은 윤기 있고 잘 부스러지며 단맛이 많이 나는 것이 좋다.

보리는 반죽시 끈기를 주는 글루텐이 없어 빵이나 면류의 주원료가 될 수 없다. 볶아서 가루로 만들면 소화가 더 잘된다.[2]

노화 막는 현미식

● 건강 지향의 식생활 추구와 고령 인구의 증가로 식품도 영양이나 맛보다는 생체 조절 기능이 중시되고 있다.

식품에는 활성 물질이 들어 있어 인체 내에서 다양하게 생체 기능을 조절한다.

최근에는 우리가 주식으로 하는 쌀 관련 식품의 생리 활성에 대한 연구가 어느 때보다도 활발히 이루어지고 있다. 특히 현미가 여러 질

곡류 입자의 구조

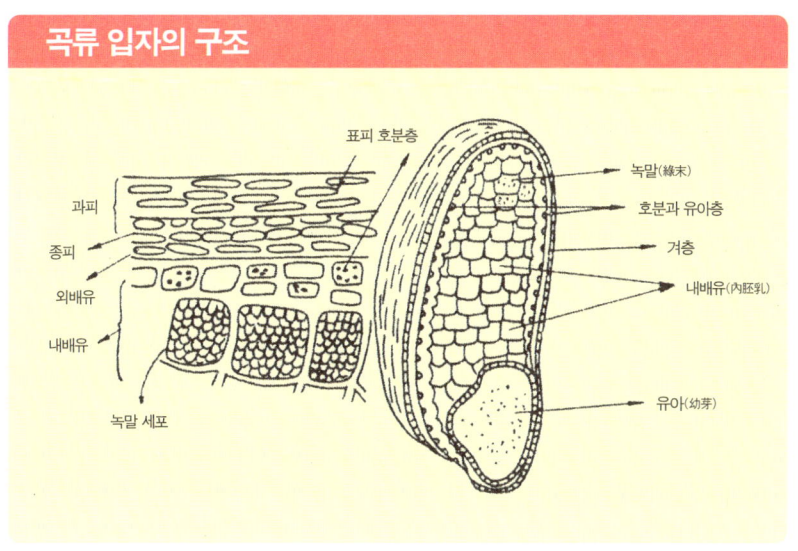

병의 예방, 치료 등에 효과가 있는 것으로 밝혀짐에 따라 현미식이 바로 건강식으로 인식되고 있다.

쌀의 영양분은 고루 분포되어 있는 것이 아니라 부위마다 다르다. 백미는 왕겨를 제거한 후 표피를 여러 번 제거한 것으로 거의 전분(녹말)으로 구성되어 있다. 쌀겨와 표피를 제거한 상태이므로 섬유질과 각종 영양분이 많이 없어지며 부드럽고 맛이 좋아 자칫하면 많이 먹게 돼 비만이 올 수 있다.

반면, 왕겨만 벗겨 낸 현미는 백미보다 섬유소가 풍부하다. 섬유소는 장의 연동을 돕고 배변을 쉽게 할 뿐 아니라 적게 먹어도 포만감을 느끼게 해 다이어트에 효과적이다. 단백질과 무기질 그리고 비타민B군도 풍부하다. 특히 배아 부분에 노화를 방지하는 항산화제인 토코페

표1-2 ● 쌀(100g)의 일반 성분

성분	식품명	현미	칠분도미	백미
열량(kcal)		368.0	368.0	371.0
단백질(g)		7.2	6.9	6.8
지질(g)		2.5	1.1	1.0
탄수화물	당질(g)	76.8	78.8	79.6
	섬유소(g)	1.3	0.3	0.3
칼슘(mg)		41.0	24.0	5.0
인(mg)		284.0	179.0	100.0
철(mg)		2.1	0.9	0.5
나트륨(mg)		6.0	2.0	3.0
칼륨(mg)		240.0	170.0	105.0
비타민A(R.E.)		0.0	0.0	0.0
레티놀(μg)		0.0	0.0	0.0
베타카로틴(μg)		0.0	0.0	0.0
비타민B_1(mg)		0.3	0.19	0.15
비타민B_2(mg)		0.1	0.05	0.08
나이아신(mg)		5.1	2.7	1.5
비타민C(mg)		0.0	0.0	0.0

롤을 함유하고 있어 노화 방지에도 기여한다.[4]

현미식은 당뇨병 환자에게 좋은 것으로 알려져 있다. 당뇨병 환자는 혈당 관리가 가장 중요한데 당질의 종류에 따라 섭취했을 때 혈당에 미치는 영향이 다르다는 것이 여러 연구에서 보고되고 있다. 식후 포도당의 혈당 지수를 100%로 보았을 때 백미의 혈당 지수는 70~79%인데 현미의 혈당 지수는 60~69%로 나타났다(참고로 콩은 10~19%).[6] 혈당 개선을 위해 당뇨병 환자에게는 혈당 지수가 낮은 식품을 섭취하도록 권장하고 있다.

쌀의 도정률과 항암과 관련된 돌연변이 활성에 대한 연구를 보면 도정률이 증가함에 따라 돌연변이 활성이 증가하는 것으로 나타나 현미의 돌연변이 억제 효과를 시사했다. 현미는 식감이 팍팍하고 거치므로 찹쌀을 섞어 먹으면 좋다. 또 밥 짓기 전에 2시간 정도 물에 담갔다 압력솥에 지으면 더 맛있게 먹을 수 있다.

메밀국수는 혈압 강하제

● 산비탈에 핀 메밀꽃이 흰 파도가 이는 것처럼 부서지는 모습을 보면 가슴 아련한 이효석 소설의 장면이 떠오른다.

메밀은 중국 서남부와 동아시아 원산으로 우리나라에는 기원전 8세기경 중국에서 들어왔다. 추운 곳이나 척박한 땅에서도 잘 자라 예부터 구황 작물로 활용했는데 요즈음은 건강식품으로 인식되고 있다.

표1-3 ● 주요 잡곡(100g)의 일반 성분 [3]

식품명 성분	메밀, 알곡	메밀가루, 알곡	메밀가루, 도정곡	수수, 알곡	조, 알곡	율무
열량(kcal)	300.0	361.0	359.0	336.0	316.0	373.0
수분(%)	14.5	13.5	14.0	12.0	10.6	10.4
단백질(g)	10.8	12.1	6.1	10.3	10.1	21.3
지질(g)	2.8	3.1	1.6	4.7	3.0	3.7
탄수화물 당질(g)	61.0	68.5	77.2	69.5	72.0	61.1
섬유소(g)	9.0	1.0	0.3	1.7	2.5	2.0
칼슘(mg)	42.0	17.0	10.0	9.0	51.0	151.0
인(mg)	330.0	400.0	130.0	330.0	410.0	309.0
철(mg)	3.1	2.8	1.7	3.0	2.8	6.8
나트륨(mg)	2.0	2.0	2.0	2.0	3.0	2.0
칼륨(mg)	537.0	410.0	342.0	510.0	204.0	318.0
비타민B$_1$(mg)	0.32	0.46	0.16	0.35	0.48	0.19
비타민B$_2$(mg)	0.12	0.11	0.07	0.10	0.15	0.02

(알곡: 껍질을 벗기지 않은 것, 도정곡: 껍질을 벗긴 것)

메밀국숫집도 늘고 있는데 대부분의 식당에서는 '혈압에 최고'라는 글 귀와 메밀 속의 루틴(rutin)이라는 물질이 혈압을 내려 준다는 설명까 지 붙여 놓고 있다.

과연 그럴까? 루틴은 혈압을 내리는 역할을 하기보다는 모세혈관 을 강화시켜 뇌출혈을 예방하는 효과가 있다.[7] 메밀은 예부터 통변이 잘되는 곡물로 알려져 있는데 고혈압에 메밀이 좋다는 것도 바로 이 통변성과 관련이 있다.[8] 메밀의 검은 겉껍질은 원활한 통변과 이뇨 작 용을 도와 노폐물을 몸 밖으로 내보내 피를 맑게 해 주므로 혈관을 부 드럽게 하고 혈압을 안정시켜 준다.

메밀로 음식을 만들 때는 될 수 있으면 겉껍질을 함께 섞어 빻은 거뭇거뭇한 메밀가루를 쓰는 게 좋다.[9] 메밀가루에는 곡류에 부족한 비타민B_1이 0.46mg이나 들어 있다.[3] 메밀은 다른 곡류와는 달리 영 양 성분이 열매 중에 고루 분포되어 있어 가루로 만들어도 비교적 영 양 손실이 적다.[1] 메밀가루에는 배아가 뒤섞여 있다. 전분 분해 효소(아 밀라아제, 말타아제), 지방 분해 효소, 단백질 분해 효소, 산화 효소가 많 아 가루 상태로 오랫동안 저장해 두면 이들 효소가 발효해 메밀가루 고유의 특성이 없어진다. 따라서 메밀국수는 신선한 가루로 만든 것이 맛도 좋고 영양도 좋다. 메밀가루에는 효소가 많아 소화가 잘되므로 부담 없이 먹을 수 있다. 성인병 예방에도 권장할 만하다.

메밀국수는 메밀이 80~90%, 밀가루나 녹말이 10~20%의 비율 로 섞인 것이 좋은데, 하급품은 밀가루나 녹말의 양이 많다. 메밀국수 를 만들 때는 끈기를 주기 위해 달걀을 섞으면 좋다.[10] 대개 메밀가루 에 밀가루를 10~50% 첨가하여 면이나 묵을 만든다.

메밀을 이용한 식품과 요리 [11]

메밀국수　메밀가루 한 말에 녹두가루 두 되를 섞고 반죽해 분틀에 눌러 빼거나 칼로 썰어 만든 국수.

메밀나깨　메밀가루를 체에 치고 남은 찌꺼기.

메밀당수　메밀가루를 물에 풀고 반쯤 끓이다가 술을 조금 넣어 미음처럼 만든 음식.

메밀막국수　메밀가루를 익반죽하여 국수틀에서 빼낸 국수를 김칫국물에 말고 김치를 얹은 냉면의 한 가지. 춘천이 유명하다.

메밀묵　메밀가루와 물을 섞어 식힌 뒤 굳힌 음식.

메밀부침　메밀가루를 반죽하여 납작하게 눌러 기름에 부쳐서 여러 나물로 소를 하여 돌돌 말아 만든 음식.

메밀산자　메밀가루와 밀가루를 반씩 섞어 기름에 튀긴 뒤 조청이나 꿀을 바른 유과.

왜 우리 밀인가?

● 신문 사설에서 "우리 밀 살리기 운동 위기"라는 글을 읽은 적이
있다.

우리 밀 생산과 보급 운동을 펼쳐 온 우리 밀 운동 본부가 경영난에 부닥친 것으
로 알려졌다. 수입 밀가루보다 가격 경쟁력이 크게 떨어져 지난해 말부터 매출이
급격히 떨어졌기 때문이다.

　　지난 1989년 일부 뜻있는 농민들이 시작한 '우리 밀 살리기 운동'은 91년
운동 본부가 공식적으로 닻을 올리면서 활기를 띠기 시작했다. 농민들의 호응도
높이 재배 농가가 7,000여 가구에 이르렀고 정부 통계에도 잡히지 않을 만큼 미
미했던 생산량도 연간 10,000톤을 넘어섰다. 물론 국내 소비량 20,000톤에 비
하면 하찮은 양에 지나지 않는다. 그러나 수입 밀가루보다 3배나 비싼 값, 이미
오래전에 이 땅에서 사라진 농작물이라는 점 등을 감안하면 우리 밀 운동은 눈부
신 성공을 거두었던 셈이다. 폐농화된 작물을 되살려 보려는 무모하기 짝이 없는
도전이 폭넓은 공감을 불러일으킨 것은 무엇보다도 농산물 개방이 가져온 무서운
결과를 두루 확인한 터였기 때문일 것이다……[12]

　시장에 가 보면 각종 농산물 중 이미 우리나라가 원산지인 것이 찾
기 힘들어진 실정에 우리 밀 운동이 어렵게 싹을 틔워 겨우 자리를 잡

아 가려는 단계에서 위기를 맞게 되어 마음이 착잡했다.

왜 토종 밀을 고집하는가? 무엇보다도 잔류 농약에 대한 안전성 때문이다. 수입 밀에서 발암성 농약으로 분류되는 카벤다짐(carbendazim)이 허용 기준치의 130배나 검출된 사건은 한때 세상을 떠들썩하게 했지만 곧 잊혀졌다. 이 외에도 호주, 영국 등에서 수입한 밀가루가 거의 맹독성 농약에 오염되어 있어 심각성을 더해 주고 있다. 이들 유기제인 농약은 태양 광선에 의해 쉽게 분해되므로 수확 전에 모두 분해되지만, 수확 후에 농약을 사용해 저장할 때는 거의 분해가 되지 않을 뿐만 아니라 오랫동안 남아 있다는 데 문제가 있다. 그 유효 기간이 1~10년이나 되기에 수입 밀을 먹고 있는 우리에게는 매우 심각한 일이다. 더욱 문제가 되는 것은 빵이나 과자, 국수와 라면 등의 원료인 밀가루에 잔류하는 맹독성 농약이다.[13]

반면 우리 밀은 가을에 파종해 여름에 수확하기에 살포하는 농약의 상당 비중을 차지하는 제초제가 필요 없다. 또 병충이 활동을 시작하는 더운 여름에 수확하므로 살균제나 살충제를 뿌릴 필요가 없다. 장기간의 운송 과정 때문에 다량의 살충제, 방부제를 살포하는 수입 밀에 비해 잔류 농약 시비에 휘말릴 소지가 없는 무농약, 무방부제 제품인 것이다.

1997년 6월 세종문화회관 소회의실에서 환경운동연합, 녹색소비 자연대 및 우리 밀 운동 본부가 공동으로 마련한 '국산 밀의 면역 기능 및 산화 억제 기능'에 관한 연구 발표회에서 강원대 부설 한국영양과학연구소 연구팀은 "우리 밀은 수입 밀에 없는 복합 다당류 등 인체에 유익한 물질을 다량 함유, 인체 면역 기능을 높여 주고 산화를 억제하는 기능을 통해 노화를 방지하는 것으로 연구 결과 밝혀졌다." 하고 발표하였다.

이 밖에 우리 밀과 수입 밀에서 단백질을 분해한 결과, 우리 밀에는 수입 밀에 없는 2개의 단백질이 발견되었다면서 이는 우리 밀이 면역 기능 및 노화 방지 기능 뿐 아니라 인체에 이로운 각종 성분을 함유하고 있는 증거라고 강조했다.

연구팀은 이처럼 우리 밀이 우수한 것은 수입 밀과는 기본적으로 재배되는 토양이 다르고 수입 밀은 봄에 파종, 가을에 수확하지만 우리 밀은 가을에 파종하여 일조량이 적고 온도가 낮은 겨울을 거쳐 봄에 수확하는 등 재배 시기도 차이가 나기 때문이라고 분석했다.[14]

옛날 조상들은 '백 리 밖 농산물을 먹지 말라' 하였다. 신토불이(身土不二)의 지혜를 깊이 새겨 식생활에서도 우리 것을 살리는 일이 진정한 국제화이며 건강하게 사는 길임을 잊지 말아야겠다.

물에 밥 말아 먹으면
속 버린다

● 어릴 때 이웃에 거의 100세가 다 되신 할머니가 살고 계셨는데 어찌나 정정하고 기억력이 좋으시던지 동네 친구들 이름은 물론 해피니 메리니 하는 이웃 강아지 이름까지도 틀린 적이 없었다. 어른들은 할머니의 장수 비결이 진지를 드실 때 절대로 물을 드시지 않고 여러 번 꼭꼭 씹는 습관에 있다고 말씀하셨다. 그 후로도 종종 밥 먹을 때 물을 마시지 않는 게 좋다는 얘기를 듣고 왜 그럴까 하는 의문을 가졌다.

탄수화물의 소화는 대부분 작은창자에서 이루어진다. 작은창자에서는 췌장액, 작은창자 벽에서 분비되는 액, 간에서 분비되는 담즙 등 여러 소화액이 섞여 액성을 알칼리로 만들어 주는데 이런 상태에서만 이 당질 소화가 잘 일어난다. 그런데 밥을 물에 말아 먹으면 장내의 알칼리 상태가 유지되기 어려워져서 소화가 잘되지 않는다.[15]

물은 신체 내의 물질을 이동시키며 모든 대사 반응을 돕는 용매이다. 가스 확산은 언제나 수분에 의해 이루어지며 영양소도 물을 용매로 운반된다. 또한 노폐물도 물을 통해 소변과 대변으로 배출된다. 물론 약간의 체온 변화에도 민감하게 반응하여 체온을 안정시키는 작용도 한다. 관절 부위에서는 윤활유 역할을 하고 뼈가 움직일 때 서로 마찰을 일으키는 것을 방지해 준다.

이렇게 좋은 역할을 하는 물도 밥을 먹을 때 마시면 위액에 있는 소화 효소의 기능을 약하게 해 소화가 잘 이루어지지 않게 한다.[16] 그러므로 식사 도중 물을 마시지 않는 게 좋으며 식사 전 15분, 식사 후 1시간 동안에도 가능한 한 삼가는 게 좋다. 대신 아침에 일어나는 즉시 한두 컵의 생수를 마시고 끼니와 끼니 사이에도 너무 뜨겁거나 차갑지 않게 마시면 좋다.

참고로 밥을 오래 씹어 천천히 삼키는 것이 좋다고 하는 이유는 많이 씹으면 침 속의 소화 효소가 적절히 배합되는 것은 물론 위액의 분비가 활발해져 소화를 돕기 때문이다. 식후 중추의 활동이 강화되어 과식을 방지하며 뇌를 자극하여 머리를 좋게 하는 등의 효과도 있다.

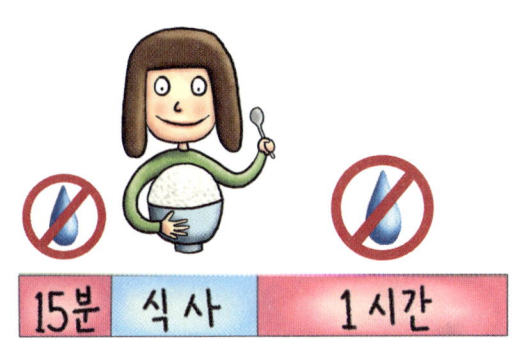

대보름 오곡밥은 약밥

● 굳이 '온고지신(溫故知新)'이라는 고사성어를 들먹이지 않아도 나이를 먹을수록 생활 속에서 조상들의 슬기로운 삶의 지혜를 깨닫고 과학이 발달하지 않았던 그 옛날 어떻게 그런 진리를 알고 있었을까 하고 감탄할 때가 한두 번이 아니다.

어렸을 때 대보름이면 어머니께서는 찹쌀, 찰수수, 팥, 차조, 콩 등 다섯 가지 이상의 곡식을 섞어 오곡밥을 지어 하루에 아홉 번 먹어야 좋다며 여러 차례 나누어 먹이곤 하셨다. 또 세 집 이상이 우리 밥을 먹어야 부자가 된다며 찬합에 밥을 담아 이웃에 돌리셨고, 이웃들은 또 자기 집 밥을 들려 보내 주었다. 오곡밥뿐만 아니라 아홉 가지 나물과 호두, 잣, 밤, 땅콩 등의 견과류를 먹는 것도 대보름날의 풍습이다. 대보름에 이런 음식을 먹은 이유를 현대 과학을 근거로 생각해 보자.

우선 오곡밥을 먹은 것은 다섯 종류의 곡식을 혼합해 부족한 영양소를 서로 보완하고자 함이다. 나물류를 섭취한 것은 체액의 산성을 중화시키면서 무기질을 보충하고자 한 것으로 이는 나물류가 알칼리성이며 무기질이 풍부하기 때문이다. 채소를 구하기 어려웠던 옛날에 한겨울 해를 넘겨 말려 둔 무청, 아주까리, 고사리, 도라지, 취, 호박고지, 고구마순, 가지, 토란 줄기, 무나물을 먹은 것은 비타민을 공급해 주기 위해서였다. 견과류를 먹은 것은 양질의 단백질과 지방질, 지용성 비타민 등을 섭취해 영양 결핍을 보완하고 면역 기능을 강화해서 질병을 예방하고자 한 것으로 이해할 수 있다.[4]

정월 대보름은 상원일(上元日) 또는 조기일(鳥忌日)이라 하여 신라 시대부터 지켜온 명절로, 달이 가득 찬 달이라 하여 재앙과 액을 막는 제일(祭日)이다. 신라 때는 찹쌀에 대추, 밤, 꿀, 잣 등을 넣어 약밥(藥飯)을 지어 먹었는데 바로 이 약밥을 보편적인 형태로 변화시킨 것이 오곡밥이다. 이렇게 대보름에 재앙과 액을 막기 위해 약밥을 먹은 이유는 다음과 같은 고사(古事)에서 찾을 수 있다.

『동경잡기』(1669년 增修)에서는 "신라 소지왕(炤智王) 십 년 정월 보름, 왕이 천천정(天泉亭)에 행차했을 때 까마귀가 날아와 왕을 일깨워 주었으므로 우리나라 풍속에 보름날을 제사 지내는 날로 삼아 찰밥을 만들어 바침으로써 그 은혜에 보답하는 것"이라고 했다. 지금 와서 그것이 시절 음식이 되었다.

여기서 까마귀가 왕을 일깨워 주었다는 것에 대해서『삼국유사』는 다음과 같이 자세히 설명하고 있다.

왕의 천천정 행사 때 까마귀와 쥐가 울다가 쥐가 사람의 말을 하여 가로되 "이 까마귀가 가는 곳을 찾아보라." 하였다. 왕이 기사에게 까마귀를 쫓으라 명하여 남으로 피촌에 이르렀다. 이때 한 노인이 연못 가운데서 나와 글을 올리는데 겉봉에 '이를 떼어 보면 두 사람이 죽을 것이요, 떼어 보지 않으면 한 사람이 죽을 것이다.' 하고 써 있었다. 기사가 와서 왕께 드리니 왕이 '두 사람이 죽을진대 차라리 떼어 보지 않고 한 사람만 죽이는 게 옳겠다.' 하였다. 일관이 '두 사람이란 것은 서민이요, 한 사람이란 것은 왕이니이다.' 했다. 왕이 그렇게 여겨 떼어 보니 그 글에 '금갑을 쏘라.' 하고 적혀 있었다. 왕이 곧 궁에 들어가 금갑을 쏘니 거기에서 내전에 출입하는 중이 궁주(宮主)와 간통하고 있었다. 두 사람은 마침내 죽음을 당했다. 이로부터 나라 풍속에 매년 정월 첫 돼지날, 첫 쥐날, 첫 말날에는 모든 일을 삼가 감히 동작을 아니하고, 십오 일을 까마귀 제삿날(鳥忌日)이라 하여 찰밥으로 제사 지내니 지금도 행하고 있다.[2]

오곡밥 짓기 [17]

(1인분) • 열량 300kcal • 단백질 5g • 탄수화물 66g • 지방 1g

재료(4인분) 찹쌀 90g, 차조 45g, 수수 45g, 붉은팥 45g, 쌀 135g, 소금 4g

조리법

1 > 찹쌀과 쌀은 깨끗이 씻어 불린 후 건져 놓는다.

2 > 수수는 으깨어 씻어 건지고 차조도 깨끗이 씻어 일어서 건진다.

3 > 팥은 삶아서 건지고 팥물은 받아 둔다.

4 > 모든 재료를 고루 섞고 팥물과 약간의 소금을 섞어 밥을 짓는다.

파는 군고구마가 더 달다

● 별별 종류의 스낵류와 간식이 셀 수 없이 많은 요즈음과 달리 예전에는, 겨울철 할머니께서 화롯불에 묻어 두었다 꺼내 주시면 손톱이 새까매지도록 껍질을 벗겨 먹던 군고구마가 제일 맛있는 간식이었다. 요즘은 군고구마보다는 얇게 저며 기름에 튀긴 고구마 스낵류가 더 많이 나와 있지만 아무래도 고구마의 제 맛은 군고구마이다.

집에서 쪄 먹는 고구마보다 길에서 파는 군고구마가 더 달고 맛있다는 느낌을 준다. 언젠가 TV에서 아프리카 원주민들이 흙 속에 고구마를 묻은 뒤, 그 위에 달구어진 돌을 얹어 구워 먹는 모습을 본 적이 있다. 신기하게도 음식 문화에서는 인종의 벽을 넘어 비슷한 점을 많이 발견할 수가 있다. 식품을 맛있게 조리하는 방법은 때와 장소를 가리지 않고 존재하는 것 같다.

그런데 왜 화롯불이나 흙 속에 묻어서 구운 고구마가 더 달고 맛있을까? 고구마 100g(중간 크기 한 개)에는 23g의 당질이 들어 있다. 고구마를 구우면 효소가 녹말을 당질화시켜 단맛을 내게 되는데 60℃ 정도일 때 가장 잘 분해된다. 그래서 불이 세지 않은 화로나 흙 속에서 간접적으로 열을 전달하면 60℃ 정도의 온도를 오래 유지하고 수분도 적절하게 증발하여 맛이 좋은 것이다.

고구마는 가뭄이나 장마에 영향 없이 척박한 땅에서도 잘 자라는 작물이다. 원산지는 중남미인데, 1584년 중국의 복건성(福建省)에 처음으로 전해졌고, 1615년부터 일본에서도 재배됐다. 우리나라는 조선 영조 39년(1763년)에 조엄이 통신사로 일본에 가는 도중에 대마도에서 고구마를 부산진으로 보낸 것이 최초라고 한다.[8]

고구마의 성분은 품종과 기후 및 토양 등에 따라 차이가 많이 나는데 일반 성분은 다음과 같다.

고구마는 알칼리성 식품으로 칼륨 성분이 특히 많다. 그런데 칼륨 성분을 많이 먹으면 나트륨과 경쟁적으로 작용하여 몸 밖으로 나트륨이 많이 빠져 나가게 된다.[10]

또한 비타민B와 C도 많은데, 비타민C는 조리 과정을 거쳐도 70~80%가 남는다는 장점이 있다. 노란색이 진한 고구마에는 비타민A의 전구체인 카로틴이 많아서 비타민A의 함량이 많다. 고구마에는 섬유질뿐 아니라 수지(樹脂) 성분이 들어 있어 배설을 촉진시킨다. 생고구마를 잘라 보면 하얀 진액이 나오는데 이것이 수지배당체인 얄라핀 성분이다. 고구마를 먹으면 피부가 좋아진다는 것은 이처럼 고구마에 통변을 원활하게 해 주는 성분이 들어 있기 때문이다.[8]

고구마가 암, 특히 폐암을 예방한다는 보고가 있다. 1986년 미국 뉴저지 주의 남성을 대상으로 한 어느 연구에서 식사와 폐암의 관계를 추적했다. 폐암에 걸린 남성과 그렇지 않은 남성을 비교해서 어떤 식품을 어떤 빈도로 먹는가를 조사했다. 그 결과 폐암을 가장 잘 예방하는 식품으로 뽑힌 것은 적황색의 야채, 즉 고구마, 호박, 당근이었다. 미국 국립 암연구소 연구자들에 따르면 고구마, 호박, 당근을 합쳐 하루에 반 컵 정도만 먹으면 전혀 먹지 않는 사람에 비해 폐암에 걸릴 확률이 절반으로 줄어든다고 한다.

베타카로틴이라는 항암 인자가 고구마의 중요한 항암 성분이 되며, 그 외 고구마에는 미발견된 다른 항암 성분이 있는 것으로 알려져 있다. 고구마에는 프로테아제 저해 물질도 풍부히 들어 있는데 이 물질은 동물의 암 형성을 예방한다.

고구마가 혈중 콜레스테롤을 감소시킨다는 보고도 있는데 항콜레스테롤제인 콜레스티랄민 같은 효과를 나타낸다는 것이다.

표1-4
● **군고구마(100g)의 일반 성분** [3]

열량	148kcal	철분	0.6mg
수분	62%	나트륨	32mg
단백질	1.3g	칼륨	458mg
지방	0.2g	비타민A	1R.E.
당질	34.6g	베타카로틴	6μg
섬유소	0.8g	비타민B_1	0.11mg
칼슘	31mg	비타민B_2	0.05mg
인	50mg	비타민C	21mg

좋은 고구마를 고르는 요령 [18]

- 크기와 모양이 균일할 것
- 황토 흙에서 생산한 고구마로 표피 색이 선명한 자색을 띤 것
- 바르고 매끈하며, 홈 패임이 적은 것
- 길쭉한 것보다는 좀 통통한 것
- 늦게 수확하여 육질이 단단하고 단맛이 풍부한 것
- 상처가 없고 적당히 건조하여 저장성이 있는 것

왜 감옥 가면 콩밥 주나?

● 요새도 교도소에서 콩밥을 주는지는 모르겠지만 '콩밥 먹는다' 하면 '감옥 간다'가 연상될 정도로 콩밥은 감옥에서의 주식이었다. 그러면 왜 교도소에서는 콩밥을 주었을까? 바로 '영양' 때문이었다. 여건상 여러 종류의 음식을 제공할 수 없고 극히 제한된 공간에서 체력을 유지하려면 '콩밥'이 최상의 해결책이었다.

'밭에서 나는 고기'로 불리는 콩은 예부터 우리 식단에서 중요한 위치를 차지했다. 콩류는 식물성 단백질이 풍부한 식품으로 씨껍질(종피)이 단단해 장기간 저장이 가능하다. 콩류 중 밥을 지을 때 넣어 먹는 대두는 단백질 및 유지의 젖줄이다.

특히 우리나라는 동물성 단백질의 섭취량이 적어 고기를 대신하는 식물성 단백질로 대두가 많이 이용되어 왔다. 선조들은 콩을 가공해 두부, 유부, 된장, 간장 등 다양한 종류의 식품을 만들었다. 대두는 식용 유지의 원료로도 중요하다. 콩은 단백질과 지방이 풍부하고 비타민도 비교적 많으므로 이들 성분의 중요한 급원 식품이다. 생콩은 섬유 및 펙틴질이 많아 조직이 단단해서 거의 소화되지 않으나 가공하면 소화율이 좋아진다. 간장의 소화율은 98%, 두부는 95%, 된장은 85%이다.

콩기름은 비타민E가 100mg% 정도나 들어 있어 피부 미용과 노화 방지에 좋다. 콩에는 비타민B군이 가장 많고 비타민A와 비타민D도 들어 있으나 비타민C는 거의 없다.[10]

콩류는 대두, 땅콩같이 지방질이 많고 탄수화물이 적은 것과 팥, 녹두, 완두, 강낭콩처럼 지방이 적은 대신에 탄수화물이 많은 것으로 구분할 수 있다. 각각의 단백질 함량과 소화율을 가지고 인체에 소화·흡수되는 단백질 양을 계산하면 대두는 우유의 11배에 달하고 지방도 3배나 많다.

앞서 말했듯 콩은 그 조직이 단단하여 여러 가공법으로 소화율을 높이고 있다. 조직을 연하게 한 것으로 두부나 두유 등을 들 수 있고 대두 단백질을 분해한 간장, 된장 등의 발효 식품도 있다. 강낭콩은 성숙하기 전에 채소나 곡류의 혼식 재료로 이용되기도 하며 콩나물이나 숙주나물처럼 싹을 내어 우리의 기호에 맞는 부식으로 만들기도 한다. 한편 전분질이 많은 팥, 완두, 녹두 등은 떡이나 과자의 소, 묵, 양갱, 혼식용 등으로 쓰인다.

알갱이 색은 백색(흰콩), 갈황색(누런콩), 담록색(푸른콩. 청태), 갈색(밤콩), 흑색(검정콩. 흑태) 등이 있고 두 가지 이상의 색이 있는 것으로는 우렁콩(청록색 바탕에 검정 반점), 선비재비콩, 매알콩, 아주까리콩 등이 있다. 그 중 흑태, 즉 검은콩에는 흰쌀을 먹는 사람에게 부족하기 쉬운 필수아미노산이 풍부하고 여러 효소나 특수 성분도 많이 들어 있어 혈관을 젊게 유지해 주고 혈액도 정화시켜 준다.[19]

영양학적 관점에서 콩은 동맥경화를 예방하는 유일한 단백질 식품이다. 콩단백질은 혈중 콜레스테롤과 저밀도 지방, 단백질, 콜레스테롤, 중성 지방을 감소시킨다.

콩단백질에는 단백질 가수 분해 효소 저해 인자인 트립신 저해제와 피트산, 화이토스테롤, 사포닌, 이소플라본 등이 있는데 이런 물질은 항암 작용을 한다. 트립신 저해제는 인슐린의 분비를 증가시켜 당뇨병 예방과 치료에 도움을 주는 것으로 알려져 있다. 콩에는 다량의 섬유성 물질이 있어 대장 운동을 원활하게 하고 콜레스테롤을 제거한다.

콩지질의 1~2%를 차지하는 레시틴은 그 자체가 지니고 있는 독특한 유화 기능으로 인해 혈중 콜레스테롤을 낮춰 주며 동시에 중성지질을 감소시킨다. 총콜레스테롤을 낮추는 혈청지질에 대해서도 효과를 나타낸다. 레시틴은 콜레스테롤 용해 작용 외에도 세포의 활성화 작용, 뇌 기능 향상과 노인성 치매의 방지 등 중요한 작용을 한다.

콩에 들어 있는 사포닌은 기포성 물질로서 혈중 콜레스테롤을 낮추고 세포에서 끊임없이 생성되는 과산화지질의 형성을 억제한다. 콩에 들어 있는 이소플라본이란 물질은 여성 호르몬인 에스트로겐과 유사한 작용을 하여 폐경 이후 중년 여성에게 나타나는 골밀도 감소를 방지하는 데 어느 정도 효과가 있는 것으로 밝혀졌다.

귀신도 부르고 쫓는 떡

● '누워서 떡 먹기', '남의 떡이 커 보인다', '굿이나 보고 떡이나 먹어라', '떡 본 김에 제사 지낸다', '떡에는 별떡이 있지만 사람에는 별사람이 없다' 등 떡에 관한 속담은 셀 수 없이 많다.

떡은 한국 고유의 곡물 요리로 상고 시대부터 오늘날까지 이웃과 나누어 먹는 정표(情表)였으며 시식(時食), 절식(節食), 제례(祭禮) 음식 등으로 널리 쓰였다. 농경의례와 토속 신앙을 배경으로 한 각종 행제(行祭), 무의(巫儀) 등에 없어서는 안 될 토속성과 전통성이 깊은 음식이라 할 수 있다.[21]

세시가 뚜렷한 우리나라의 옛 풍습에서는 명절 때마다 해 먹는 음식이 다르고 춘하추동에 따라 그 계절에 알맞은 음식을 즐겼다. 절식은 다달이 있는 절기에 따른 명절 음식을 말하고, 시식은 사철에 나는 식품으로 만드는 음식을 말하는데 떡에서 가장 잘 나타난다.[22]

정월 초하루에는 흰떡을 만들어 떡국을 끓이고, 2월 초하루 중화절(中和節)에는 노비 송편, 3월 삼짇날에는 두견화전, 4월 초파일에는 느티떡, 5월 단오에는 수리취 절편, 6월 유두에는 떡수단, 추석에는 송편, 9월 9일 중구절(重九節)에는 국화전, 음력 10월에는 시루떡을 만들어 이웃과 나누어 먹는 세시풍습이 있다.

어른의 생신, 회갑, 아기의 백일, 첫돌, 생일, 혼례, 제상 등에도 떡을 빼놓지 않는데 여기에는 신성하고 편안함을 비는 축원의 의미가 들어 있다.[21] 아기의 백일이나 첫돌의 흰무리는 때 묻지 않는 순수함을, 송편은 그 안의 속처럼 속이 꽉 차라는 뜻을, 일곱 살 생일까지 해 먹이는 수수팥떡은 아이에게 삼신이 지키는 나이까지 잡귀가 붙지 못하도록 예방하는 뜻을 담고 있다.

밥과 죽은 곡식을 낟알의 형태로 이용하여 끓이는 것이지만 떡은 가루를 이용하여 주로 찌는 음식이다. 우리나라 떡의 종류는 200여 종이 있다. 주재료는 쌀로서 멥쌀떡과 찹쌀떡으로 나뉜다. 여기에 섞는 재료와 만드는 방법에 의해서 찐 떡과 떡메에 쳐서 만드는 친 떡, 지진 떡, 삶은 떡, 부풀린 떡 등으로 분류된다. 찐 떡에는 메떡·찰떡·송

표1-5 ● 떡의 용도와 성격 [1]

종류	용도	절식	삼칠일	백일	생일	혼례	회갑	제례	고사	풍어제	예물	성격
시루떡	백설기		○	○	○				○			성스러울 때 (삼칠일, 백일, 돌, 신당)
	팥시루떡	10월 고사일							○	○		액막이
	콩설기	4월			○							
	각색편					○	○	○				경사일 때
	가래떡	정월 흰떡국							○		○	성스러울 때(정월)
단자	송편	2월 노비일	○	○								노비일, 추석
	수수경단	8월 추석	○	○								액막이, 애기 돌과 생일(열 살까지)
	기타 단자					웃기	웃기					의례용 떡의 웃기
도병	절편	5월 단오					○	○			○	경사일
	인절미					○	○	○			○	경사일
전병	꿀전병	6월 유두							○			
	차전병	3·9월 들놀이				화전	웃기					경사일 떡의 웃기

(웃기: 장식용 떡을 말함)

편·증편·후병류가 있고, 친 떡에는 절편·절병·흰떡·개피떡·인절미·단자 등이, 지진 떡에는 조악과 유전병이, 삶은 떡에는 경단류가 있다. 이렇게 다양한 조리 방법과 여러 부재료가 함께 이용되므로 영양가는 물론 다양한 맛과 화려함을 갖추었다.[23]

표1-6 ● 절기 떡과 그 의미 [1]

절기	떡	함유된 의미
정월 초순	흰떡국	순진무구한 경건함을 표함
정월 보름	약식	까마귀에게 보은
2월 중화절(中和節)	송편	상전이 노비에게 송편을 나이 수대로 먹이고 새해 농사를 시작하는데 수고해 달라는 대접
3월 삼짇날	진달래 화전	집안의 우환을 없애고 소원 성취를 비는 신제
4월 초파일	느티떡	석가탄신일 경축
5월 단오(천중절)	쑥절편 쑥인절미 수리취절편	단오 차례(조선 말기까지 사대 명절의 하나로 단오 차례를 지냈음)
6월 유두	떡수단	참외 등 햇과일을 가묘에 바치고 논에 나가 용신께 풍년을 축원함
7월 칠석(삼복)	개찰떡 밀설구, 주악	올벼를 천신께 바침
8월 한가위	송편	햅쌀로 조상께 감사함
9월 중양절	국화전	조상께 제사를 지냄
10월 상달	시루떡(붉은팥)	고사일을 택해 집안의 풍파를 없애는 기원
동지	팥죽(찹쌀경단)	작은 설
섣달그믐	온시루떡	고요한 마음으로 새해를 맞이함(除夜)

제삿날과 비빔밥

● 의식주 가운데 한국인 나름의 고유하고 독특한 정서가 가장 깊이 스며 있는 것은 아마도 음식 문화일 것이다.

칼럼니스트 이규태 씨는 중국은 식사를 즐기는 '향락형 식사 문화', 이슬람 문화권은 검소하게 먹는 '금속형(禁俗型) 식사 문화', 그리고 우리나라는 그 절충형인 '성속형(聖俗型) 식사 문화'라고 음식 문화권을 분류하였다.

우리나라에서는 제사가 함께 행해지는 명절, 잔칫날, 각종 제삿날 등 성(聖)의 날에는 잘 먹고, 보통 속(俗)의 날에는 검소하게 먹으니 '성속형(聖俗型) 식사 문화'라는 것이다. 제사를 마치고 나면 제상에 놓인 술이나 그 밖의 제물을 먹는데 이것을 음복(飮福)이라 한다.

성(聖)의 날 음식은 산천초목의 신령이나 조령(祖靈), 동신(洞神) 등의 신(神)과 공식(共食)해야 한다.

비빔밥 역시 제삿밥에서 비롯되었다는 설이 유력하다. 비빔밥은 1800년대 말엽의 문헌에도 나타나니 그 역사가 짧다고 볼 수 없다. 예부터 내려오는 산신제(山神祭), 동제(洞祭) 등은 집에서 멀리 떨어진 장소에서 지낸 관계로 식기가 제대로 갖추어져 있지 않았다. 그러나 제물을 신인공식(神人共食)해야 하기에 제기(祭器) 하나에 밥을 담고 갖가지 제찬(祭饌)을 고루 섞어 비벼 먹을 수밖에 없었다. 이것이 오늘날 비빔밥의 시작이라고 본다.

입춘에 먹는 오신채(五辛菜)비빔밥, 3월에 즐겨 먹는 탕평채도 결국 여기서 나온 것으로 본다. 점차 비빔밥은 긴급 상황이나 전쟁 비상식량, 단체 급식용, 대중식당의 일품 요리로 발전하였는데 이것저것 섞었으므로 영양적으로 볼 때도 균형이 잘 이루어졌다.[24]

궁중에서는 비빔밥을 골동반이라 하여 섣달그믐에 만들기도 하였다.

제철에 나는 맛있는 나물에 갖은 양념을 첨가해 고추장과 함께 내는 비빔밥으로는 전주비빔밥, 진주비빔밥, 통영비빔밥 등이 유명하다.[25]

전주비빔밥은 우선 밥솥에 뜸이 들 무렵 콩나물을 집어넣어 살짝 밥 김으로 데친 다음 솥 속에서 마구 비빈다. 여기에 3년 묵은 간장, 고추장, 육회, 참기름 등을 넣고 맨 위에는 날달걀을 얹는다. 겨울에는 햇김, 이른 봄에는 청포묵, 초여름에는 쑥갓, 늦가을에는 고춧잎, 깻잎 등을 곁들여 제철의 맛을 즐긴다. 전주비빔밥의 비결은 역시 장맛에 있는데 그런 장맛을 내자면 장을 3년쯤은 묵혀야 한다. 전주비빔밥의 큰 특색은 콩나물을 쓰는 데 있다. 콩나물은 정성껏 기른 것이라야 국을 끓여도 일미요, 잡채를 해도 일미다. 또 전주비빔밥을 정식으로 먹으려면 쇠머리를 오래 고아 그 국물 속의 기름기를 모조리 건져 내고 걸러 이 국물로 밥을 지어 비벼야 한다.

진주비빔밥은 진주냉면과 마찬가지로 양이 적은 것이 특징이다. 전주비빔밥에는 콩나물국과 물김치를 내놓지만 진주비빔밥에는 반드시 선짓국이 따르게 마련이다. 진주비빔밥은 화반(花飯)이라고도 하는데 숙주나물, 고사리나물, 산채도라지나물, 육회, 볶은 쇠고기, 고추장, 깨소금, 참기름, 청포묵, 실고추 등 그야말로 백화요란하니 화반(花飯)이라 할 만하다. 진주비빔밥은 콩나물 대신 숙주나물을 쓰는 것이

특이하다.[24]

    통영비빔밥은 생김무침과 무나물을 많이 넣는다. 같은 비빔밥이라도 그 지방의 특산물이 들어가 제각기 독특한 맛을 낸다.

2

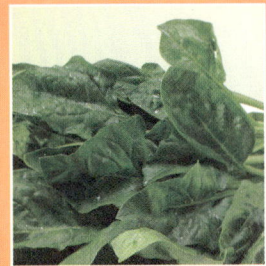
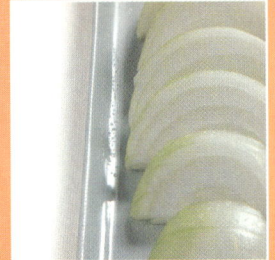
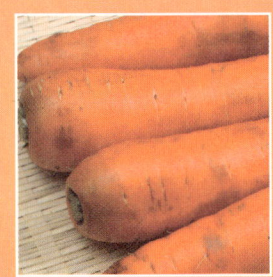

시금치와 뽀빠이

● "살려 줘요, 뽀빠이."

뽀빠이가 달려와 싸우지만 상대에게 실컷 두들겨 맞는다. 애간장이 타들어 갈 때쯤 시금치 통조림을 따 먹고 왕주먹과 커다란 알통을 드러내며 기운을 뿜낸다. 뽀빠이는 우리 시대의 영웅이었다. 사실은 시금치 통조림 회사가 판매 촉진을 위해 만든 만화 영화 주인공이었지만 뽀빠이를 기운 나게 만든 시금치가 영양가가 높은 것은 사실이다. 특히 칼슘과 철분이 풍부해 성장기 어린이의 발육과 영양에 더없이 좋은 식품으로 꼽힌다.

시금치는 아프가니스탄 주변이 원산지로 이란, 페르시아 지방에서는 오래전부터 재배되었다. 11세기경 아라비아에서 아프리카를 거쳐 유럽의 식탁에 올려졌는데 특히 시금치의 채종지로 유명한 네덜란드는 많은 품종을 만들어 냈다. 중국에는 3세기경 이란에서 전해졌다. 그러나 약용으로 이용된 것이 문헌에 기록된 것은 713년의 『식료본초』가 처음이다. 『식료본초』에는 "시금치는 오장에 이롭고 주독을 푼다." 하고 적혀 있으며, 『본초강목』에도 "시금치는 혈액을 통하게 하고 독이 막힌 것을 열어 준다." 하고 되어 있다.

시금치는 비타민이 많이 함유되어 있는데 줄기보다는 잎사귀에 많다. 시금치는 100g당 카로틴이 $2,500 \sim 6,700 \mu g$으로 녹색이 짙을수록 영양이 높다. 이렇게 카로티노이드가 많이 함유된 진한 녹색 채소를 많이 먹는 사람은 모든 종류의 암 발병률이 낮게 나타났다는 연구 결과가 꾸준히 보고되고 있다. 비타민C는 65mg이 들어 있는데 특히 비타민A가 580R.E.로 채소 중에서 가장 많다. 무기질은 칼슘 36~42mg, 철 2.5~4.2mg으로 어린이와 성인 남성의 하루 철 필요량의 3분의 1에 해당하는 양이다.

시금치는 크게 나눠 재래종과 서양종이 있는데 요즘은 재래종과 서양종을 교배한 개량종이 나오고 있다. 뿌리 쪽이 붉고 잎이 뾰족하며 튼튼해 보이는 것이 포항초, 즉 재래종 시금치이다. 가을에 심어 겨울에 수확하는데 거의 일 년 내내 시장에 나오는 개량종보다 맛이 좋고 몸에 미치는 약효도 좋다.[7]

일부 사람들은 이 재래종에 유기산인 수산 성분(0.2~0.3% 정도 함유)이 많다고 꺼리는데 잘못된 생각이다. 수산이 칼슘과 결합하면 요로결석을 일으킬 확률이 높은 것은 분명하다. 그러나 시금치를 데치면 수산은 거의 물에 녹고 또 500g 이상을 매일 먹을 경우에만 영향을 미친다. 우리나라에서 시금치나물 또는 국으로 한번에 섭취하는 양은 50~100g 이내이므로 걱정할 필요가 없다.

시금치를 조리할 때 주의해야 할 것은 엽록소의 변화이다. 생채소에서 엽록소는 엽록체에 존재하고 유기산은 액포에 존재한다. 이처럼

표2-1 ● 시금치 데치는 시간에 따른 비타민C 잔존율 [2]

데치는 시간(분)	비타민C 잔존량(mg%)	비타민C 잔존율(%)
0	102.0	100.0
2	80.4	78.9
5	65.4	64.11
10	42.8	41.96
20	25.6	25.09

산이 엽록소에 접촉하지 못하도록 되어 있기에 푸른색이 유지된다. 시금치를 끓는 물에 넣으면 푸른색이 더 선명해지는 것은 열에 의해서 세포 간 공간에 있던 공기가 외부로 빠져 나가고 그 대신 수분이 그 공간을 채우기 때문이다. 따라서 조리 과정 중 녹색을 잘 살리기 위해서는 시금치의 3~4배에 달하는 물에 데쳐서 떨어져 나오는 휘발성 유기산을 희석시켜야 한다. 또 뚜껑을 열어 놓으면 유기산이 날아가 엽록소의 변화를 감소시킬 수 있다. 이렇게 하면 조리 과정 중 발생하는 시금치 영양 성분의 파괴를 줄일 수 있다.[26]

양파는 최루탄

● 양파 껍질을 까거나 양파를 썰면서 눈물을 흘려 보지 않은 사람은 없을 것이다. 왜 양파를 썰거나 다질 때 눈이 쓰리고 눈물이 날까? 이를 밝혀 낸 학자는 핀란드 출생의 노벨상 수상자 볼타나번이다.

최루성 물질이 처음부터 양파에 있는 것은 아니다. 양파 세포 속에는 최루성 물질로 바뀌는 물질(최루성 물질의 전구체)과 그것을 최루성 물질로 바꾸는 효소가 있다. 이 두 물질은 보통 때는 따로따로 분리되는데, 양파를 썰거나 다지면 세포 안에서 반응해 눈물을 내게 하는 최루성 물질로 바뀐다. 이 최루성 물질은 프로페닐스르펜산인데 휘발성 물질로, 눈에 들어가면 분해되어 화학 작용을 일으켜 눈물이 나게 한다.

미국의 초대 대통령 조지 워싱턴도 감기에 걸렸을 때는 잠자리에 들기 전에 구운 양파를 한 개 먹는다고 말했을 정도로 양파는 서양에서 여러 세기 동안 감기약으로 이용되었다.

양파는 수분이 93.1% 정도이고 당질이 약 10% 내외이다. 그 외에 포도당, 설탕, 과당, 맥아당 등이 포함되어 있으며 아주 독특한 단맛이 난다. 익히면 단맛이 증가하는데 이는 자극성 유황 화합물이 분해되어 설탕보다 50배나 강한 단맛을 내는 프로필머캅탄(propylmercaptane)이 생성되기 때문이다. 양파에는 칼륨, 칼슘, 철, 인, 나트륨 등 무기질도 풍부하다. 특히 칼륨이 전체 회분 양의 약 30%를 차지하고 있을 정도이다.

양파는 육류 및 생선류의 조리시 불쾌한 냄새와 맛을 제거하는 향신료로 주로 사용된다.

양파에는 퀘세틴(quercetin)이 함유되어 있는데 이 물질은 비타민C의 효능을 높이고 모세혈관의 증강 작용을 하므로 고혈압으로 인한 뇌출혈을 예방한다.[4]

좋은 양파를 고르는 요령 [18]

- 품종 고유의 특성을 가진 것으로 크기와 모양이 균일하고 껍질에 윤기가 흐르는 것
- 껍질이 얇고 여러 겹으로 싸여 있으며 잘 벗겨지지 않는 것
- 햇양파는 신선하고 알이 커야 하며, 저장용 양파는 원통형으로 아랫부분이 약간 불룩한 것
- 선명한 적황색으로 단단한 것
- 모래나 흙이 잘 떨어진 것
- 건조가 잘된 것

페니실린 뺨치는 마늘

● 김치는 물론이고 국, 찌개, 각종 나물 등 마늘이 들어가지 않은 음식을 찾아보기 힘들 정도로 한국 사람은 세계에서 마늘을 가장 많이 먹는 민족 중 하나이다.

마늘의 한문 표기는 대산(大蒜), 오랑캐 땅에서 나는 풀이라서 호(葫)라고도 하고, 강하고 독특한 냄새 때문에 훈채(勳采)라고도 한다.

중국 문헌에 보면 한나라 때 서역 지방을 탐험했던 장건이 마늘을 갖고 들어온 것이 중국에서 마늘을 재배하기 시작한 시초라고 한다. 그러나 우리나라에서는 단군신화에 마늘이 등장하고 있는 것으로 미루어 중국에서 전래되었다기보다 북방에 야생한 것을 예부터 보약으로 먹어 온 것이 아닌가 싶다.[28]

학자들은 인류가 마늘을 먹기 시작한 것을 지금으로부터 약 5,000년 전으로 추정하고 있다. 5,000년 전에 만들어진 이집트 쿠프 왕의 피라미드를 연구한 역사가(歷史家) 헤로도토스는 피라미드의 한가운데에 적어 놓은 상형문자가 피라미드 축조에 동원된 노예들이 체력을 유지하기 위해 먹었던 마늘과 양파의 총량을 기록한 것이라고 해석하였다. 집권자가 노예에게 중노동을 시키기 위해 마늘을 먹였던 것이다. 마늘의 강장 효과를 알 수 있는 이야기다.

마늘의 성분 중 특히 약효가 있는 것은 알리인, 스코르진, 알리신 등 세 가지이다. 알리신은 냄새를 가진 항세균 화합물로 마늘을 자르 거나 빻을 때 생성된다.

1994년에 화학자 체스터 J. 카바리토는 마늘의 냄새를 내는 화합 물인 알리신을 분리하여 그것이 항생 물질임을 알아냈다. 여러 차례의 실험을 통해 마늘이 페니실린이나 테트라시클린보다도 강력하다는 것 이 밝혀졌다. 수백 건의 연구에서 마늘이 보툴리누스 식중독, 결핵, 설 사, 포도상구균증, 적리, 티푸스 등 다양한 질병을 퍼뜨리는 광범위한 미생물에 대한 항생 물질임이 확인되었다. 현재까지 마늘이 억제하는 미생물을 70여 종 밝혔다. 한 연구자는 "마늘은 우리가 알고 있는 어 떤 항생 물질보다도 더 폭넓은 스펙트럼을 가지고 있다. 마늘은 항세 균, 항곰팡이, 항기생충, 항원생동물 그리고 항바이러스 물질이다." 하 고 마늘의 우수성을 밝혔다.

많은 나라가 마늘을 항생 물질로 사용하는 것을 법적으로 허용하 고 있다. 러시아에서는 마늘을 '러시아의 페니실린'으로 부르며 인플 루엔자 박멸을 위해 정부가 500톤이나 수입하기도 했다.[29]

알리신은 지질의 산화를 막는 항산화 기능도 한다. 또 나쁜 지질인 LDL과 중성 지방은 낮춰 주고 좋은 지질인 HDL은 올려 주며 혈액순 환을 원활하게 해 혈압을 내리는 효과도 있다. 그래서 심혈관 질환에 이로운 대표적인 식품을 꼽을 때 마늘을 빼놓을 수 없다.[30]

많은 사람이 마늘을 생으로 먹는 것과 구워서 먹는 것 중 어느 것 이 더 효과가 있는지 궁금해 한다. 세균을 죽이고 면역 기능을 높이며 여러 생리 활성 효과를 나타내는 데는 생마늘이 효과가 있다. 하지만 위가 약해 자극성이 강한 생마늘을 삼가야 할 사람은 익혀서 먹어도 어느 정도 효과를 올릴 수 있다.[10]

이처럼 마늘은 유용한 식품이지만 강한 냄새 때문에 불쾌감을 줄 때가 많다. 마늘의 냄새를 완전히 제거하는 것은 쉽지 않으나 어느 정도는 없앨 수 있고 요즈음은 냄새가 적은 마늘도 생산되고 있다. 우유를 마시거나 땅콩이나 껌, 혹은 김을 먹으면 마늘 냄새를 어느 정도 약화시킬 수 있다.[31]

마늘에는 여러 품종이 있는데 대개 소마늘과 대마늘로 구분하며 지방에 따라 명칭이 다르다. 소마늘은 서울에서는 종마늘, 쪽마늘이라 하며 충청도에서는 조선마늘, 전라도에서는 되앗마늘, 쉰쪽마늘이라 하고 함경도와 북간도에서는 종마늘이라 부른다. 또 꽃장대가 없는 것을 암마늘, 있는 것을 수마늘로 구분한다.

좋은 마늘을 고르는 법 [18]

- 크기와 모양이 균일한 것, 여섯 쪽으로 잘 여물고 단단한 것으로 논마늘보다는 밭마늘이 더 단단하다.
- 표피가 담갈색 또는 담적색인 것
- 겉껍질과 속껍질이 단단히 붙어 있는 것
- 알이 둥글고 깨끗하며 고유의 매운맛이 강한 것
- 햇마늘은 건조가 잘되어 저장성이 강해야 하고, 저장마늘은 싹이 돋지 않고 육질이 단단하며 빈틈이 없고 변색되지 않은 것이어야 한다.

당근 먹으면 눈 좋아진다

● 우리나라에 파견된 외국 사신들이 임금 앞에서 안경 쓰는 것이 무례하다 하여 안경을 벗고 배알을 드렸다는 이야기나 안경이 신기한 물건으로 구경거리가 됐다는 것은 옛날이야기로 돌리더라도, 내가 학교에 다닐 적만 해도 안경 쓴 친구가 신기하고 부러워 모두 돌려가며 안경을 써 보곤 했다. 그러나 요즘은 컴퓨터가 생활의 일부분을 차지하면서 안경 또는 콘택트렌즈를 착용하는 사람이 부쩍 늘어나는 추세이다. 안경이나 콘택트렌즈는 액세서리로 이용되기도 한다. 더 나아가 안경이나 콘택트렌즈를 사용하는 불편을 없애기 위해 각막 레이저 수술로 근시를 교정하는 방법까지 도입되고 있는 실정이다.

눈은 일생에 세 번 정도 위기를 맞게 되는데 대체로 세 살 무렵, 초등학교 3학년인 열 살 전후의 성장기, 그리고 시신경이 점차 노화되는 노인기라고 한다. 이 시기 시력 보호를 위해서는 무엇보다도 눈에 영양을 공급해 주는 식품을 먹어야 한다.

우리 몸에서 시력과 가장 관계 깊은 장기는 간장이고, 간장에 영양을 공급해 시력을 보호하는 영양소는 비타민A이다. 비타민A는 눈 망막의 간상세포에 존재하는 시홍이라는 자색의 감광 물질의 구성 성분이다. 시홍은 어두침침한 곳에서의 시각과 관계있는 물질로 비타민A 섭취량이 부족하면 시홍의 생성량이 점차 감소되어 야맹증이 된다. 또

상피세포나 점막이 변성되어 각화가 진행되고 눈의 각막, 입, 소화기, 호흡기 등의 점막을 해치게 되므로 비타민A를 항건조안염성 비타민이라고 한다. 동물성 식품으로는 소, 돼지, 닭의 간 등이, 식물성 식품으로는 당근이 비타민A의 가장 좋은 급원이다.

당근은 뿌리를 먹는 채소로 단맛이 강하다. 당근에 있는 적색이나 황색 색소는 카로틴인데 인체 내부에서 쉽게 비타민A로 변한다. 뿌리 중심의 엷은 색을 띤 부분에는 카로틴이 적으므로 이 부분이 적을수록 좋다. 당근의 성분은 수분이 88% 정도로 대부분이며 당질, 칼슘, 나트륨, 인과 비타민A, B_1, B_2, C 등이 있다.

비타민A가 부족하면 암에도 잘 걸린다고 한다. 특히 담배를 많이 피우는 사람은 비타민A가 부족하면 폐암에 걸리기 쉽다. 비타민A가 풍부한 녹황색 채소를 충분히 섭취하면 야맹증 예방에 큰 도움을 줄 뿐 아니라 발육 촉진, 피부 보호 그리고 항암 효과까지 볼 수 있다.

이렇게 다양한 생리 활성 기능을 하는 비타민A의 보고(寶庫)인 당근은 어떻게 먹어야 할까? 흔히 채소는 가열 조리하기보다는 생식하는 쪽이 영양가가 우수하다고 생각하는 사람이 많은 듯하다. 그러나 경우에 따라 다르다.

비타민은 물에 녹는 수용성과 기름에 녹는 지용성으로 나뉜다. 수용성 비타민으로는 비타민B_1 · B_2 · B_6 · B_{12}, 판토텐산, 엽산, 이노시톨, 콜린 등 비타민B 복합체와 비타민C 그리고 비타민P가 있다. 지용성 비타민에는 비타민A · D · E · F · K 등이 있다. 이러한 비타민의 성질을 잘 이해하고 먹어야 영양소의 손실을 방지하고 소화 흡수에도 도움을 줄 수 있다.[32]

비타민A의 모체인 카로틴은 물에는 안 녹는 지용성 비타민이다. 유해한 물질의 공격으로부터 세포 조직을 지켜 주는 활성 물질로 여겨지는 베타카로틴은 가열에 의해 방출된다. 날로 먹었을 때보다 가열 조리해서 먹으면 2~5배의 베타카로틴을 얻을 수 있다. 그렇다고 너무 가열해서도 안 된다. 모양이 일그러질 정도로 익히면 귀중한 베타카로틴이 파괴되기 때문이다. 그러므로 당근은 기름을 이용해 가열 조리하는 것이 좋다.

종합 비타민제를 너무 많이 먹으면 비타민A와 D 등 지용성 비타민이 과잉 축적되어 피해 증세가 나타나기도 하나 당근과 같은 식품으로 섭취하면 그런 일은 거의 없다.

당근에는 비타민C 산화 효소가 들어 있다. 그래서 무채를 할 때 섞거나 다른 채소와 함께 주스를 만들면 다른 채소에 들어 있는 비타민C를 파괴한다. 이를 막기 위해 무채를 할 때 식초를 섞어 산성(pH3)으로 만들면 산화 효소의 작용이 억제된다.

당근을 지나치게 많이 먹으면 황달에 걸린 것처럼 피부가 노랗게 되는데 건강에 직접 해를 주지는 않으며 먹는 것을 중지하면 곧 정상으로 돌아온다. 날것으로 먹을 때 석유 비슷한 냄새가 나는 것도 있는데 당근의 독특한 향기이므로 익혀서 먹으면 된다.[10]

좋은 당근을 고르는 법

- 굵기가 고르고 굽지 않으며 매끈하고 싱싱해 보이면서 윤기가 흐르는 것
- 크기는 너무 크거나 작지 않고 중간 것보다 약간 큰 것
- 선홍색이 중심부까지 고르게 착색된 것
- 연하고 달며 심이 거의 곧은 것
- 줄기와 잔뿌리가 적고 흙 등의 이물질이 묻어 있지 않은 것

콩나물 먹으면 정말 키가 크나?

● 어릴 때 외가에 가면 할머니께서 자잘한 쥐눈이콩을 불려 시루에 안치고 검은 보자기를 덮은 뒤 하루에 두 번씩 물을 주곤 하셨다. 처음에는 언제 싹이 나나 궁금해 몇 번이나 보자기를 들춰 보다 이내 시들해져 잊고 지내다 어느 날 궁금하여 보자기를 열어 보면 어느새 쑥 자라 키가 큰 콩나물이 빼곡히 차 있는 모습이 참 신기했다. 할머니께서 한 움큼 뽑아 나물을 무쳐 주시며 "콩나물 먹으면 키가 쑥쑥 큰다." 하시던 게 기억난다.

싱겁게 키가 큰 애를 보고 '콩나물'이라는 별명을 붙여 주기도 했는데 정말 콩나물을 먹으면 키가 클까?

결론을 얘기하면 콩나물을 먹는다고 키가 크는 것은 아니다. 다만 콩나물에 함유된 여러 영양소가 성장을 돕는다. 콩나물에는 단백질, 비타민, 무기질이 비교적 많고 비타민B_1, B_2, C 등의 함량도 높다. 콩 자체에는 들어 있지 않은 비타민C는 콩이 발아해 콩나물이 되면 생기는데 콩나물 무침 한 접시(약 200g)에는 어른이 하루에 먹어야 하는 비타민C의 반 정도가 들어 있다.

새싹이 난 후 5~6일 동안은 비타민 함량이 늘어나고 그 후부터는 줄어든다. 가열 시간이 길어도 영양소가 파괴된다. 그러므로 콩나물은 길러서 빨리 먹어야 하며 너무 익혀 먹지 않는 것이 좋다.

콩나물에는 아미노산의 일종인 아스파라긴산이 있어 알코올 분해를 돕는다. 그래서 숙취 예방 및 제거에 효과가 있다. 해장국의 재료로 콩나물이 이용되는 것은 이 때문이다.

이러한 영양가 외에도 우리나라 사람이 음식에서 즐겨 찾는 시원한 맛, 곧 내장을 시원하게 해 주는 내피감각형 식품으로 콩나물을 따라갈 식품이 없다. 콩나물과 미나리가 기름지거나 비린 음식에 꼭 들어가는 이유도 바로 시원한 맛으로 비린 맛을 중화시키기 때문이다. 콩나물은 이처럼 가장 토속적인 나물이다.[28]

피부 미용제, 오이

● 오이는 피부 미용을 위한 천연 재료 중 첫째로 손꼽힌다. 화장수, 팩, 비누, 로션 등 오이를 이용한 다양한 미용 제품이 나와 있는데 이는 오이에 포함된 무기질 속의 칼륨이 체내에 들어가서 나트륨염을 많이 배설시켜 노폐물 제거에 탁월한 효과를 보이기 때문이다.

오이 줄기를 잘라서 나오는 물을 땀띠에 바르면 잘 낫는데 이 물은 피부를 곱게 하므로 화장수로도 쓰인다. 오이팩을 하는 이유도 이러한 효과를 노린 것이다. 오이에 많은 엽록소와 비타민C는 피부 미용에 금상첨화이다.[10]

오이 한 개에는 10mg 정도의 비타민C가 들어 있는데 비타민C는 신진대사를 원활하게 하며 피부와 점막을 튼튼하게 하는 생리 작용을 한다. 피부를 하얗게 하는 표백 효과가 있을 뿐 아니라 감기 예방 효과도 크다는 사실은 잘 알려져 있다. 몸을 차게 하는 작용을 해 더위 먹었을 때나 갈증 해소에도 효과적이며 한방에서는 이뇨 작용을 한다 하여 몸이 부었을 때 사용한다.

오이를 먹다 보면 때로 쓴맛을 느낄 수 있다. 이 쓴맛은 짙은 녹색의 꼭지 부분에 많고 담백색인 것에는 적다. 꼭지의 쓴맛은 쿠커비타신(cucurbitacin)이라는 성분으로 품종에 따라 다르나 재배시 질소를 많이 주거나 저온 또는 고온 건조로 인하여 발육이 불완전할 때 생긴다. 쓴맛 성분은 열에도 강해 익혀도 파괴되지 않는다.

오이의 녹색 성분은 엽록소이다. 오이지나 소박이를 담그면 갈색으로 변하는 것은 생성된 산에 의해 엽록소가 분해되기 때문이다.[10]

흔히 험하고 거칠게 생긴 것을 '저공해 채소'라고 하지만 오이는 이런 구분법이 적용되지 않는다. 오이를 고를 때는 머리 부분이 크고 끝이 가늘며 휜 것은 피해야 한다. 영양이 부족하고 해충 저항력이 약해 농약을 많이 사용했다는 증거이기 때문이다. 오이는 보기 좋은 것이 몸에도 좋다.

오이는 수돗물에 5분 정도만 잘 문질러 씻으면 농약의 80%가 씻겨 나간다.

상추쌈 먹으면
왜 졸릴까?

● 우리 집에서 외국 손님을 치를 때면 빠지지 않는 음식이 구절판과 각종 쌈이다. 밀전병에 채쳐 볶은 각종 재료를 싸는 구절판과 상추, 깻잎, 양배추, 배춧잎, 호박잎 등에 수육, 너비아니가 올려지는 상차림은 색과 맛, 완벽한 영양적 배합에 감탄과 찬사를 듣곤 한다.

이런 상차림을 앞에 두면 자연히 우리의 전통 식생활 문화에 대한 이야기를 하게 된다. 우리 음식 문화는 서양 사람의 외향적인 외개 문화(外開文化)에 비해 내향적인 내포 문화(內包文化)라 할 수 있다. 사립문이며 안방 문까지 열어 놓고 논밭 일을 나가도 훔쳐갈 것이라고는 하나도 없는 빈민까지도 울타리나 담을 치고 사는 이유도 외부로부터 내부를 가리기 위한 쌈 문화의 소산이요, 옷깃을 여미고 치마를 감치는 한복 구조도 몸을 싸는 쌈 문화의 소산이다. 심지어 장옷이라 하여 온몸을 싸는 옷까지 있었다. 우리나라에만 별나게 발달한 쌈 문화는 내포 문화가 음식에 투영된 것이 아닌가 싶다.[28]

쌈의 재료로 대표적인 것이 상추다. 상추는 삼국 시대부터 먹었으므로 그 역사가 깊다. 고려 때 문헌에는 상추로 밥을 싸 먹었다는 기록이 많다. 원나라 시인 양윤부의 시를 보면 상추를 싸 먹는 고려의 풍습이 원나라에 전래되어 크게 유행했음을 알 수 있다.

고려의 맛 좋은 상치를 되읊거니와

산에 나는 새박나물이며 줄나물까지 사들여 온다

이를 보면 상추쌈뿐 아니라 산나물쌈까지 맛을 들여 산채까지 수출했던 것 같다.[28] 상추는 품종도 많고 형태도 여러 가지여서 성분에도 많은 차이가 있다.

상추의 일반 성분 중 무기질의 주성분은 칼륨이다. 이외에 프로비타민A가 비교적 많고 비타민C는 적으며 비타민E는 0.5mg이 포함되어 있어 야채 가운데 특히 많은 편이다.[8]

상추쌈을 먹고 나면 나른하니 졸음이 오는데 이는 락튜카리움(lactucarium, 잎이나 줄기를 절단하면 분비되는 유백색의 점액)이라는 특수 성분 때문이다. 상추의 락튜카리움은 진정(鎭靜), 최면(催眠), 진해(鎭咳) 효과가 있어 상추에 밥을 싸서 먹으면 잠이 잘 온다고 한다. 또한 쌈을 싸 먹으면 평소보다 밥을 많이 먹게 된다. 이로 인해 위액 분비가 증가되어 모든 신경이 위에 집중되는 식후의 생리 현상이 일어나 졸음이 오는 것이다.[33]

표2-2
● 상추의 일반 성분

수분	93 ~ 96%
단백질	1.8 ~ 2.2%
지방	0.2 ~ 0.4%
탄수화물	2.4 ~ 2.9%
섬유소	0.7 ~ 0.8%
무기질	0.7 ~ 0.8%

쑥은 만병통치약

● 어릴 적 외가에 가면 별채에 약방이 있었는데 벽은 물론 천장까지 각종 약초 봉투가 가득하였다. 할머니께서는 이름 모를 갖가지 약초와 인삼, 대추 등을 말려 꾸러미로 싸 두고 용도에 따라 꺼내어 요술방망이처럼 사용하셨다. 그 중 가장 자주 사용하시던 것이 쑥이었다. 코피가 나면 말린 쑥을 비벼 코를 막아 주시고 여름밤 쑥을 태워 모기를 쫓으셨다. 파란색 물이 참 곱게 든 쑥떡이며, 된장을 풀어 끓인 쑥국, 데쳐서 들기름에 무친 쑥나물의 쌉쌀한 맛이 아직도 외할머니에 대한 추억과 함께 와 닿는다.

쑥은 우리나라의 역사 시작과 함께 등장하는 유래 깊은 식물로 약초와 음식으로 쓰여 왔다. 『삼국유사』를 보면 환웅이 사람이 되기를 원하는 곰과 호랑이에게 신령스러운 풀인 마늘 스무 쪽과 쑥 한 자루를 주며 이것을 먹고 백 일 동안 굴 속에서 햇빛을 보지 않으면 사람이 되리라 일렀는데 그대로 지킨 곰은 삼칠일 만에 웅녀(熊女)가 되어 환웅과 결혼해 단군을 낳았다고 한다. 이처럼 쑥은 건국설화에까지 등장하는 뜻있는 식품이다. 환웅이 신시를 건설하고 인간 세상을 다스릴 때도 마늘과 쑥으로 병을 다스렸다고 기록되어 있어 예로부터 귀한 약초였음을 알 수 있다.[34]

쑥은 바닷가나 섬에서 자라는 쑥과 육지에서 자라는 쑥으로 구별

하는데, 약용으로는 바닷가나 섬에서 자라는 쑥을 많이 사용한다. 요즘은 인천 앞바다에 있는 자월도에서 자라는 쑥이 약용으로 제일 인기가 높다. 해풍을 받은 쑥은 독성이 적고 향이 약하며 잎사귀가 얇기 때문이다.

쑥의 채취 시기를 음력 단오 전후로 정하는 것은 이 기간이 지나면 약효가 떨어지기 때문이다. 그러나 강원도 지방에서 나는 인진쑥은 햇볕의 따가움이 사라지기 시작하는 9월부터 10월 사이에 채취해야 약효가 가장 좋다고 한다.

쑥에는 무기질과 비타민이 많다. 특히 비타민A가 많아 쑥나물 한 접시(약 100g)만 먹어도 하루에 필요한 양을 공급할 수 있다. 우리 몸속에서 비타민A가 부족하게 되면 체내에 있는 세균에 대한 저항력이 약해져 쉽게 질병에 감염되므로 비타민A의 섭취는 무엇보다 중요하다.

우리가 아무리 영양이 풍부한 음식을 섭취하더라도 효율적으로 분해하고 연소시켜 흡수하지 않으면 아무런 의미가 없는데, 비타민A와 C는 이러한 영양화를 돕는 동시에 영양 성분이 제 기능을 다하도록 보조 역할을 한다. 쑥에는 비타민C가 많아 감기의 예방과 치료에도 좋다. 칼슘과 철분도 많이 들어 있어서 쌀밥 위주의 식생활로 인한 체질의 산성화를 막는 데도 효과적이다. 예로부터 쑥을 섞어 빚은 떡을 자주 먹은 것은 고운 빛깔과 향미 때문만이 아니라 산성 체질화를 중화하기 위한 조상의 지혜였다.

현대의 약리 실험에 의해 쑥은 항균, 혈액 응고, 자궁 수축, 기관지 확장, 해열 작용 등을 한다고 밝혀졌고 최근에는 항암 효과가 있다는 발표도 나왔다. 강원도 보건환경연구원이 발표한 내용을 보면 인진쑥이 피로 회복은 물론 항암 효과도 큰 것으로 나타났다.[35]

연한 어린 쑥 잎은 생으로 먹어도 되고 살짝 데쳐 먹어도 좋다. 약간 쉰 것은 데쳐서 하룻밤쯤 물에 담가 두었다가 조리해서 먹는다. 제철에 캔 쑥은 말리거나 데쳐서 한 번 사용할 분량만큼씩 둥글게 빚어 물기를 꼭 짠 다음 잘 싸서 냉동시켜 저장하면 일 년 내내 언제라도 먹을 수 있다.

고사리는 정력에 안 좋다

● 산나물 가운데 한국 사람과 가장 친근한 것이 바로 고사리다. 나물을 읊은 우리 옛 시가나 속요 가운데 고사리가 빠지는 법은 없었다. 율곡 선생은 「전원사시가」라는 산채 노래를 지었는데 그 일부는 이렇다.

어젯밤 좋은 비로 산채가 살졌으니
광주리 옆에 끼고 산중에 들어가니
주먹 같은 고사리오 향기로운 곰취로다

널리 읊어졌던 「농가월령가」의 삼월령에도 고사리가 나온다.

앞산에 비가 개니 살찐 향채 캐오리라
삽주 두릅 고사리며 고비 도랏 어아리를
일부는 엮어 달고 일부는 무쳐 먹세

고사리는 보릿고개인 절량기에 우리나라의 산과 들에서 자랐으므로 예부터 우리 민족과는 떼려야 뗄 수 없는 음식이었다. 고사리나물이 제상에 오르는 필수 음식인 것을 보아도 그 면면한 전통성을 알 수 있다. 흥미로운 것은 한민족이 지구촌에서 고사리를 상식(尙食)하는 유일한 민족이라는 것이다.

고사리는 서양의 역대 약전에 독초로 분류돼 있다. 이미 300년 전 영국의 식물학자 글레퍼는 "고사리 줄기를 삶아 먹으면 기생충을 박멸할 수 있으나 임산부가 고사리 순을 먹으면 태아가 죽는다." 하고 그 독성을 경고했다.

명나라의 『본초강목』에도 고사리의 유독성이 적혀 있다. "고사리를 오래 먹으면 눈이 어두워지고 코가 막히며 머리가 빠지고, 아이들이 고사리를 많이 먹으면 발이 약해져 잘 걷지 못하게 된다." 하는 기록이다. 더불어 날로 먹어서는 안 된다는 것을 분명히 적고 있다.[28]

『동의보감』에도 "고사리는 맛이 아주 좋지만 오래 계속해서 먹어서는 안 된다. 양기를 소멸시키며 다리 힘을 약하게 하여 걸음을 걸을 수 없게 해서이다. 또 시력이 약해지며 배가 부어오른다." 하고 기록되어 있다. 이런 기록을 보면 옛날 절 음식에서 고사리를 많이 이용한 것은 불도를 닦는 승려의 정력을 억제하기 위해서였다는 말도 일리가 있다.

지금도 많은 사람, 특히 남성은 고사리를 먹으면 정력이 약해진다 하여 꺼리는데 과연 사실일까?

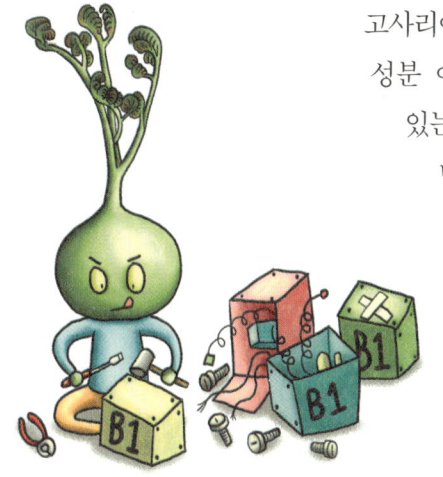

고사리에는 비타민B$_1$을 분해하는 특수 성분 아네우리나제라는 효소가 들어 있는데, 이것은 내열성이 강한 비타민B$_1$ 분해 인자이다. 즉 비타민B$_1$이 들어 있지 않을 뿐 아니라 비타민B$_1$을 파괴시키기까지 하므로 너무 많이 먹으면 비타민B$_1$ 결핍증인 각기병에 걸리게 된다. 초기에는 나른하고 피곤한 증상이 나

타나다 심하면 다리가 붓고 마비되어 결국 걸음을 제대로 걷지 못하게 되는 것이다.[36]

그러나 고사리는 칼슘과 칼륨 등 무기질 성분이 풍부해 각종 공해에 시달리는 현대인에게 좋은 식품이며 한방과 민간요법에서도 다양한 용도로 쓰인다.

고사리와 비슷한 것에 고비가 있다. 고비 역시 먹는데 고사리는 참고사리과에 속하고 고비는 고비과에 속하는 양치식물이다.

무는 천연 소화제

● 예로부터 무를 많이 먹으면 속병이 없다는 말이 있다. 무에 각종 소화 효소가 다량으로 함유되어 있기 때문이다. 전분을 분해하는 디아스타아제(diastase)가 많고 단백질 분해 효소인 프로테아제(protease), 지방 분해 효소인 리파아제(lipase)도 소량 함유되어 있다.

선조들은 무를 시루떡에 섞거나 밥에도 넣고 국, 찜, 조림, 장아찌 등으로 다양하게 이용하였는데 이는 탄수화물의 섭취가 많은 우리 식생활 패턴을 볼 때 대단히 바람직한 조리법이다.

민간요법에서 무는 기침에 특효가 있는 것으로 알려져 있다. 즙을 내서 먹으면 지열, 소독, 해열이 되고 삶아서 먹으면 담즙을 없애 준다. 특히 최근에는 무즙이 니코틴을 없애는 데도 탁월한 효능이 있는 것으로 밝혀져 애연가들 사이에서 새롭게 인식되고 있다.[37]

무에는 비타민C가 10~30mg이나 들어 있는데 윗부분에 더 많다. 특히 속보다 무 껍질에 비타민C가 2.5배나 더 들어 있다. 그러므로 껍질을 깎아 버리지 말고 깨끗이 씻어서 먹는 것이 좋다.

무의 단맛은 포도당과 설탕이 주성분이고 매운맛과 향기 성분은 유황화합물인 겨자유(mustard acid)와 머캡탄(methyl mercaptan)이다. 날무를 먹고 트림하면 소화가 덜 된 겨자유와 머캡탄이 식도를 통해 고약한 냄새를 낸다. 최근에는 이 매운맛 성분에 항암 효과가 있다고 밝혀짐에 따라 이에 대한 연구가 활발히 진행되고 있다.

표2-3 ● 좋은 무와 질이 낮은 무의 식별법 [2]

좋은 무	• 크고 균일하며 깨끗한 것 • 모양이 바르고 흠이 없는 것 • 몸매가 곱고 신선하며 윤택한 것 • 육질이 단단하면서 치밀한 것 • 매운맛이 적고 감미가 있는 것
질이 낮은 무	• 모양과 크기가 일정치 않은 것 • 모양이 바르지 못하고 잔뿌리가 있는 것 • 표면의 굴곡이 너무 심하고 껍질이 거칠거나 깨끗해 보이지 않는 것 • 머리 부분에 새싹이 있거나 바람이 들어 맛이 없고 　속살이 경질화되어 질기고 검은 심줄이 있는 것 • 수분이 너무 많아 싱겁거나 너무 건조되어 쭈글쭈글한 것

3

과일

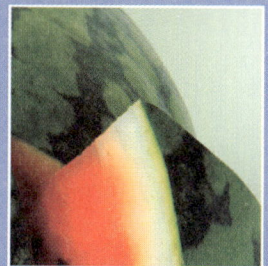

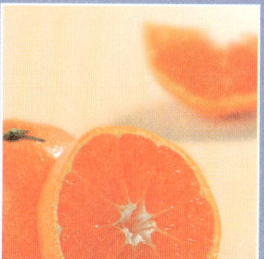

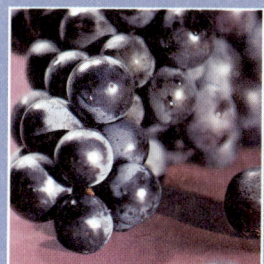

토마토에 설탕 치면
영양가가 달아난다

● "엄마 토마토는 과일이지요?"

큰아이가 독일에서 유치원을 다닐 때인데, 하루는 집에 오자마자 인사도 하지 않고 이런 질문부터 하였다. 그날 유치원에서 '과일 이름 대기' 게임을 했던 모양이다. 자기 차례가 되어 토마토라고 하니, 다른 독일 친구가 아니라고 한 모양이다. 자기 생각에는 토마토가 분명 과일인데 다른 애한테 밀렸다고 억울해 했다.

서양에선 토마토가 샐러드나 요리 재료로 이용되지만 한국에서는 식후 과일로 먹는 경우가 많다. 토마토는 다른 과일에 비해 단맛이 적어 설탕을 뿌려서 먹기도 하는데 토마토에 설탕을 뿌려 먹는 것은 영양적으로 보면 좋지 않다. 체내에서 설탕을 신진대사하기 위해 토마토가 가지고 있는 비타민B가 손실되기 때문이다. 다른 과일도 가급적이면 설탕을 치지 않고 먹는 것이 좋다. 과일 자체에도 설탕 함량이 높은데 따로 쳐서 먹게 되면 설탕을 과잉 섭취하게 되어 다른 영양소의 흡수를 적게 할 뿐 아니라 설탕 자체가 건강에 해를 끼친다는 설도 있기 때문이다. 그러므로 과일은 그대로 먹는 것이 좋다.[39]

'토마토가 빨갛게 익으면 의사의 얼굴이 파랗게 된다.' 하는 유럽의 속담에서도 알 수 있듯이 토마토는 건강식품이다. 토마토에는 비타민A, B_1, B_2, C 등이 골고루 들어 있고 특히 비타민C는 20~40mg 정도 들어 있다. 유리아미노산과 무기질 함량도 높으며 알칼리도가 높다. 비타민E가 많아 고혈압도 예방한다.

토마토의 황적색은 비타민A의 전구체인 카로틴, 적색은 리코펜에 의한 것이다. 따라서 적색 토마토보다 황색 토마토에 비타민A가 훨씬 많다. 참고로 리코펜은 20~30℃의 맑은 날씨가 계속될 때 색이 짙어지고 카로틴은 저온 다습한 곳에서 색이 짙어진다.

수분의 함량은 94~96%이며 탄수화물 2.6%, 산 0.4%, 전분 0.2%, 칼슘 3mg% 등을 함유하고 있다. 산으로는 구연산, 능금산, 호박산, 주석산 등이 고루 있어 신맛과 특유의 향을 낸다.

토마토는 날것으로 먹기도 하지만 토마토주스, 케첩, 퓨레, 토마토소스로 만들기도 하고 덜 익은 것은 피클로도 이용한다. 고기나 생선 등 기름기 있는 음식을 먹을 때 토마토를 곁들이면 소화가 촉진되고 위에 부담을 주지 않는다. 토마토에 풍부한 알칼리 성분이 산성 식품을 중화하기 때문이다.[8]

토마토는 꽃이 떨어진 자리, 즉 배꼽 부분이 엷은 분홍색을 띨 무렵에 따서 출하하므로 시장이나 슈퍼에서 볼 수 있는 빨간 토마토는 나무에 달린 채 익은 것이 아니다. 따라서 열매에서 꼭지가 떨어져 버린 것은 다른 것보다 빨리 익으므로 신선도를 유지하려면 꼭지가 덜 마른 것을 골라야 한다. 그 밖에도 살이 탄탄한 것이 좋으며 지나치게 익어 껍질에 탄력이 없고 진한 붉은색을 띤 것은 피해야 한다.

부패한 토마토는 젖산 또는 초산 발효에 의해 시큼한 맛을 낸다. 과일의 호흡 작용을 억제하려면 호흡 작용에 필요한 산소를 줄이고 이에 관여하는 효소의 작용을 억제하면 되는데 가장 손쉬운 방법은 비닐 포장을 하거나 뚜껑 있는 그릇에 담아 두는 것이다. 이렇게 하면 산소 이용 가능성이 적어져서 좋다. 동시에 냉장 보관을 하면 효소의 활동을 감소시킬 수 있으므로 영양 성분의 소모 속도가 현저히 낮아진다.

따라서 신선한 토마토를 즐기려면 산지의 신선함을 그대로 유지시켜 주는 냉장고의 채소 박스에 보관하면 된다.[27]

호랑이보다
더 무서운 곶감

● 어릴 적 할머니가 들려주시던 옛날이야기에는 대부분 호랑이가 등장한다. 호랑이가 산을 넘는 떡 장수 할머니나 소금 장수를 잡아먹는다는, 처음부터 끝까지 똑같은 줄거리를 가진 얘기를 무서움에 떨면서 침을 꼴딱꼴딱 삼키며 듣곤 했다. 그렇게 겁나는 호랑이가 '곶감'이 자기보다 더 무서운 놈인 줄 알고 도망갔다는 얘기를 들을 때면 정말 통쾌하고 신이 났다.

'곶감 꼬치에서 곶감 빼 먹듯이' 하는 속담이 있다. 애써 모아 둔 재산을 조금씩 없애 버림을 비유한 것으로 곶감을 두고는 먹고 싶은 마음을 참지 못한다는 데서 나온 말이다.

곶감은 남녀노소가 즐기던 전통 간식으로 예부터 궁궐에 바치는 진상품이나 마음먹고 보내는 세찬에는 빠지지 않았다. 또 제상에 빠질 수 없는 제물이었기에 일상에 애용하는 단순한 기호 식품을 넘어 소중한 과일로 인식되었다.

감나무는 추위에 약한 온대 과수이므로 북쪽에서는 재배가 어렵고 남쪽에서도 경기, 강원, 충북 등의 북쪽 내륙 지방보다는 따뜻한 삼남 일대가 재배 적지이다. 곶감을 가공하기에 알맞고 생산량이 많은 곳으로는 충북 영동, 전북 완주, 전남 보성, 경북 상주 · 의성 · 예천, 그리고 경남 산청, 의령 함안이 대표적인 산지로 꼽힌다.

표3-1 ● 곶감의 종류

종류	산지	말리는 방법
준시	강원도	목판에 펴서 말림
개량시	전라도	꼬챙이에 끼워서 말림
청산시	영동 지방	줄에 꿰어 말림

날감의 껍질을 벗겨 말리면 곶감이 되는데 이때 영양 성분도 변한다. 곶감의 단맛은 대부분 포도당과 과당으로, 말리는 과정에서 날감보다 4배 정도 증가하며 비타민A의 함량도 2배나 많아진다. 떫은맛을 내는 탄닌산이라는 성분도 불용성으로 변해 떫은맛이 없어지고 날감에 많이 들어 있는 비타민K도 산화되어 거의 없어진다. 곶감 표면의 하얀 가루는 포도당과 과당 등이 결정화한 것[10]으로 조선 시대에는 그 가루만 모아 진상하여 감미료로 썼다는 기록도 있다.

그러므로 곶감을 살 때는 흰 가루가 많고 실로 여러 개를 포개어 묶은 것이나 도톰하고 단단한 것을 택하는 것이 좋다. 나무 꼬치에 꿰어 놓은 사이사이를 잘 살펴 곰팡이가 없고 깨끗한 것으로 고르고 색이 아주 검거나 지나치게 무른 것, 딱딱한 것은 피해야 한다. 곶감의 모양은 여러 가지인데 산지와 말리는 방법에 따라 다르다.

곶감은 쓰임에 따라 모양과 크기, 건조 정도가 적당한 것을 골라야 한다. 수정과에는 씨가 없고 작은 것으로 꼬치에 꿰지 않고 한 개씩 잘 말린 것, 곶감쌈은 중간 크기로 약간 덜 말라서 부드러운 것으로 살이 많고 씨가 없는 것, 제상 등의 고임에는 꼭지가 위쪽에 가도록 납작하게 눌러서 말린 것을 쓴다.

감 먹으면 변비 걸린다?

● 감은 숙취를 제거하는 데 효과가 좋아 단감이나 곶감을 안주로 먹거나 술 마신 뒤 후식으로 먹으면 좋다. 많이 먹으면 변비에 걸린다 하여 한번에 많이 먹는 것을 꺼리기도 한다.

변비의 원인은 감에 있는 탄닌이라는 성분이다. 감의 과육 속에 있는 갈색 반점이 탄닌의 산화물이다. 탄닌이 많은 식품을 먹으면 변비가 심해질 뿐만 아니라 빈혈 증세가 나타나기 쉽다. 탄닌산은 물 흡수력이 강해 설사를 멎게 해 주는데 철분과 쉽게 결합하여 배설되므로 빈혈을 일으킬 가능성도 있다. 감이 익으면 산화 효소가 발생해서 탄닌이 산화되므로 떫은맛이 없어지고 원래 들어 있는 단맛이 살아난다.

감의 성분은 탄수화물 14%, 포도당 6%, 과당 3%, 설탕 5% 등이다.[3] 비타민C가 풍부해 감 한 개에 16~20mg 정도가 있다. 특히 곶감의 비타민C는 숙취를 없애고 인체의 조직 세포를 연결해 주는 콜라겐이라는 물질을 생성해 낸다. 콜라겐은 뇌출혈, 동맥경화 등 각종 성인병을 예방한다. 비타민A의 모체가 되는 카로틴도 들어 있는데 비타민A가 항암 작용을 한다는 것은 잘 알려진 사실이다.[8]

감의 떫은맛을 없애기 위해서 알코올이나 따뜻한 물 등을 이용하여 세포를 죽이기도 한다. 이때 탄닌은 녹지 않는 불용성 상태가 되어 떫은맛을 잃고 원래의 감미가 나타나 달게 된다.

귤을 많이 먹으면
왜 피부색이 노랗게 되나?

● 귤을 많이 먹으면 손바닥이나 발바닥이 노랗게 변하는 경우가 있다. 피부에 나타난 색깔만 보면 마치 황달 같아 걱정할 수도 있는데 전혀 염려하지 않아도 된다. 귤을 먹는 양을 좀 줄이면 곧 정상으로 돌아오기 때문이다. 피부색이 변하는 것은 감귤류에 들어 있는 카로티노이드계(carotenoids) 성분에 의한 착색 현상 때문이다.

카로티노이드계 성분은 호박, 당근, 감 등에 있는데 황색, 오렌지색, 적색 등을 낸다. 과량의 카로티노이드를 섭취하면 피하 지방을 포함한 지방 조직에 흡수되어 피부 특히 손바닥과 발바닥이 노랗게 변한다. 그러나 많이 먹으면 흡수율이 급격히 떨어지므로 유독 현상은 거의 나타나지 않는다.

귤은 잘 알다시피 비타민C가 풍부하게 들어 있는 알칼리성 식품이다. 오렌지, 여름귤(하밀감), 네이블오렌지, 레몬, 팔삭, 그레이프프루트, 금귤 등 10여 종이 있는데 보통 감귤이라고 하면 온주 밀감을 말한다.

귤은 동남아시아와 중국이 원산지이다. 우리나라는 세계적으로 귤 재배 지역 중 가장 북쪽에 위치하고 있어서 추위에 강한 온주 밀감이 주종을 이루고 있다. 가장 남쪽에 있어 연평균 기온이 높은 제주도가 귤 재배지로 유명하다.

귤은 해마다 동짓날이면 유자와 함께 임금께 진상되었는데, 조선 시대에는 대묘에 먼저 바쳤고 특별히 신하에게 하사되었던 아주 귀한 과실이었다.

귤은 종류에 따라 성분이 다른데 과즙의 주성분은 당분과 구연산으로 이것이 귤의 맛을 좌우한다. 구연산(citric acid)은 유기산의 일종으로 상쾌한 신맛을 낸다. 덜 익은 귤에는 3~4% 정도 들어 있는데 익어가면서 점차 1~2% 정도로 줄어들게 된다.

비타민C 함량은 귤이 익을수록 증가하여 40~50mg(귤껍질에는 200mg% 함유)에 달하므로 하루에 귤 한두 개만 먹으면 1일 비타민C 권장량을 충족할 수 있다(1일 비타민C 권장량은 50~55mg 정도이다). 비타민C가 발암성 물질 형성을 억제하는 데 효과적이며 감기 예방과 피로회복, 깨끗하고 탄력 있는 피부를 유지하는 데 도움이 된다는 것은 잘 알려진 사실이다.

귤껍질에는 비타민C가 과육보다 4배 정도 더 들어 있고 향기 성분인 정유(精油)도 있다. 껍질을 가공해서 과즙과 함께 조려 만든 잼인 마멀레이드는 맛이 독특할 뿐 아니라 영양도 풍부한 식품이다. 귤껍질을 말린 것은 진피(陳皮)라 하여 기침과 감기에 긴요하게 쓰이는 한약재이다.[10]

『동의보감』에는 "귤은 제주도에서 생산되는데 껍질은 기침과 구역을 다스린다. 지라를 보하려면 속의 흰 것을 버리지 말고 흉중의 체기를 다스리려면 흰 것을 버려야 한다. 색이 붉으므로 홍피라고도 하는데 오래된 것일수록 좋으므로 진피라 한다. 또 알맹이는 맛이 달고 시며 소갈을 그치게 한다." 하고 기록되어 있다.

최근에는 귤껍질에 농약이 묻어 있는 경우가 있고 신선도를 유지하기 위해 피막제를 발라 놓은 것도 있다. 이를 제거하려면 껍질에 소금을 발라 씻으면 된다.

귤에는 헤스페리딘이라는 비타민P 성분이 30~40mg% 함유되어 있다. 밀감 통조림에도 10~20mg% 정도 들어 있어서 통조림 저장시 국물을 탁하게 하기도 한다. 몸속에서 비타민P 성분은 혈관의 저항성을 증가시키므로 고혈압 예방에 효과가 있다. 그 밖에도 폐출혈과 동상, 치질, 감기 치료에 효능이 있다고 한다.[10]

표3-2 ● 귤류의 일반 성분 [27]

성분 \ 식품명	밀감	네이블오렌지	그레이프프루트	레몬
열량(kcal)	47.0	42.0	35.0	27.0
수분(%)	86.5	88.2	90.0	90.4
단백질(g)	0.8	0.7	0.7	1.4
지질(g)	0.2	0.2	0.2	0.8
당질(g)	11.8	10.2	8.5	6.4
섬유소(g)	0.3	0.3	0.4	0.6
회분(g)	0.4	0.5	0.2	0.4
칼슘(mg)	18.0	25.0	15.0	55.0
인(mg)	10.0	19.0	17.0	15.0
철(mg)	0.2	0.2	0.2	0.4
비타민A(I.U.)	82.0	66.0	6.0	0.0
비타민B_1(mg)	0.11	0.08	0.06	0.05
비타민B_2(mg)	0.06	0.03	0.04	0.02
나이아신(mg)	0.5	0.5	0.44	0.7
비타민C(mg)	39.0	45.0	36.0	70.0

대추 보고 안 먹으면
늙는다

● 대추는 한방에서 노화를 방지하고 부인병에 특효가 있는 신비로운 식품으로 취급되어 왔으며 혼례나 회갑 등 여러 행사에 빠지지 않고 오르는 과일이기도 하다. '대추 보고 안 먹으면 늙는다.' 하는 말이 있을 만큼 몸에 좋다.

『신농본초경』에는 "대추가 내장의 쇠약을 회복시키고 노화를 막으며 이뇨 작용을 한다. 신경 안정제로도 효과가 있어 한대부터 감맥대조탕이라는 진정약이 여성의 히스테리를 치료하는 데 이용되었다." 하고 적혀 있다. 『동의보감』에도 대추의 히스테리 치료에 관한 언급이 있다.

영특하고 단단한 사람을 일컬어 '대추씨 같다.' 한다. 대추씨는 조인(棗仁) 또는 진조인(陳棗仁)이라 하는데 현대 약리학자들의 연구에서도 병적으로 흥분하는 히스테리에 특효가 있는 것이 밝혀졌다.

대추는 당질이 24% 내외로 풍부하여 100g당 86kcal(생것) 혹은 291kcal(말린 것)의 열량을 내는 비교적 고칼로리 과일로 칼로리가 많이 필요한 사람에게 좋다. 다른 과일에 비해 섬유소가 많고 부드러워 위와 장을 자극하지 않으므로 위궤양이 있는 사람에게도 좋다.

대추에는 칼슘, 인, 철 등이 비교적 풍부하게 들어 있어 무기질의 좋은 보급원이고 적은 양이지만 인체에 필요한 구리가 들어 있는 것도 특징이라 할 수 있다.[1]

과일전 망신은 모과가

● 모과는 향기와 빛깔은 좋으나 맛이 시고 떫다. 제멋대로 울퉁불퉁한 모양 때문에 '과일전 망신은 모과가 시키고 어물전 망신은 꼴뚜기가시킨다.' 하는 말이 나올 정도로 못생긴 과일의 대명사다.

기침에 효과가 있어 한방에서는 기침약으로 쓴다. 석세포가 많아 생으로 먹기에는 적당치 않다. 그래서 가을에 열매를 채취하여 둥글게 썰어서 설탕을 넣은 소주에 담가 모과주를 만들거나 설탕, 생강과 함께 끓여 즙을 굳혀서 과자를 만들어 먹는다.[40] 바구니에 담아 둔 모과 열매는 천연 방향제 구실도 한다.

나무에 달리는 참외 비슷한 열매라 하여 목과(木瓜) 또는 목과(木果)라 쓰기도 한다. 모과나무는 장미과에 속하는 낙엽 교목으로 중국이 원산지이며 우리나라에서는 중부 이남의 인가 지역에서 흔히 볼 수 있는데 토심이 깊고 배수가 양호하며 비옥한 곳에서 잘 자란다. 전에는 충청남도 공주 지방의 모과가 좋다는 말이 있었으나 지금은 경상북도 지방에서 많이 재배한다.

열매는 가을에 맺는데 서리가 내리면 노랗게 익고 울퉁불퉁해진다. 향기가 뛰어나므로 식용보다는 약용으로 더 많이 이용한다.

당질 중 당분이 10~13%, 유기산은 0.8~1.1%이며 탄닌 성분은 모과에 신맛과 떫은맛을 부여한다. 탄닌의 수렴 작용 때문에 한방에서

는 설사 치료에 쓰이며 감기, 기관지염, 폐렴 등에도 처방한다.[2]

　모과껍질을 만져 보면 끈끈한데 이것이 바로 향미 성분인 정유분이다. 그러므로 모과차나 모과주로 이용할 때에는 잘 씻어서 껍질째 써야 한다.

표3-3
● 모과의 일반 성분

수분	74 ~ 85%
당질	11.3 ~ 20.7%
섬유소	1.3 ~ 4.4%
무기질	0.3 ~ 0.7%

배 썩은 건 딸 주고
밤 썩은 건 며느리 준다

● "배 썩은 것은 딸 주고 밤 썩은 것은 며느리 준다." 하는 속담이 있다. 자기 자식을 남의 자식보다 아낀다는 뜻이다. 배는 모양이 잘생긴 것보다 못난 것이 맛이 좋은데, 단맛이 풍부하고 시원한 맛이 있어 우리나라에서 사과 다음으로 중요한 과실로 여겨지고 있다. 배 과육은 수분이 90%이고 주성분은 당분이다. 당분은 10% 내외로 주로 과당이 많고 포도당도 소량 들어 있다. 유기산은 사과산이 많고 구연산, 주석산 등이 들어 있어 청량한 맛을 부여하는 것이 특징이다.

배의 향기 성분은 아세트알데히드(acetaldehyde)이고 이 밖에 여러 알코올류와 휘발산이 조화를 이루어 특이한 풍미를 낸다. 각종 소화 효소를 함유하고 있는데 육류 섭취 후 디저트로 먹으면 입 안이 개운하다. 육회 요리에 배를 첨가하는 것은 소화에 도움을 주고 맛을 내는 이중적인 효과를 기대해서이다.[4]

배를 먹을 때 까슬까슬하게 느껴지는 것은 오돌토돌한 석세포 때문이다. 석세포는 리그닌, 펜토산이라는 성분으로 된 세포막이 두꺼워진 후막 세포이다. 이는 예로부터 변비에 좋으며 이뇨 작용을 한다고 알려져 왔는데 변비에 좋은 것은 소화가 안 되는 이 석세포 때문이라고 볼 수 있다.[10]

사과는 따뜻하지만 배는 냉하다. 그러므로 열이 나서 가슴이 답답

하고 갈증이 날 때 좋고, 특히 술 취한 후 갈증을 풀어 준다.[8]

우리나라의 배 주산지는 경기도 평택 남양주, 경남 진양 울주, 충주 성환, 전남 나주 지역이다.

표3-4 ● 배의 종류 [38]

종류	주산지	무게	특징
신고	남양주, 안성, 천안, 평택, 아산	300 ~ 400g	금촌주를 개량한 품종이다. 중생종으로 과형은 금촌주와 가깝지만 모양은 정원형이다. 껍질은 연한 황갈색이며 육질은 백색에 부드럽고 당도는 11%이며 과즙이 많다. 남부 지방에서 재배한 것보다는 중부 지방에서 재배한 것이 품질이 좋으며 내성이 강하여 이듬해 3~4월까지 저장이 가능하다.
장십랑	남양주, 천안, 진양, 양산, 안성	500 ~ 600g	과형은 편형형으로 균일하고 껍질은 황갈색을 띤다. 과육은 희고 육질은 약간 딱딱하며 거칠다. 감미가 강하고 수분이 많으며 향기가 높으나 저장성이 약하다. 주로 추석을 전후하여 많이 소비되고 있다.
만삼길	안성, 나주, 남양주, 웅주, 평택	450 ~ 500g	일본 계통의 배로 껍질은 연한 황록색이다. 과형은 첨원형이고 과육은 부드러운 편이며 신맛은 있으나 단맛은 보통이다. 오래 저장해 둘수록 맛이 차츰 좋아지고 이듬해 5월까지 저장할 수 있다.
금촌주	나주, 안성, 천안, 평택, 완주	500 ~ 1,000g	껍질은 황갈색이며 꽃자리 부근이 울퉁불퉁하게 튀어나오는 것이 이 품종의 특징이다. 육질은 아주 좋은 편이며 단맛과 신맛이 약간 있어 품질은 중상에 속하고 수확 직후에는 약간 떫은맛이 나나 이듬해 봄부터 제 맛이 난다. 저장성이 강하여 이듬해 4월까지 맛을 유지할 수 있다.
이십세기	일본 계통의 대표 품종	300 ~ 400g	녹색과로 껍질은 주황색이고 광택이 있어 아름답다. 과육은 부드럽고 치밀하며 과즙이 많고 신맛도 있어 품질이 극상이다. 그러나 저장성이 약한 것이 흠이다.

아침에 사과 한 개면
의사가 운다

● 서양에 '아침에 사과 한 개면 의사가 운다.', '아침 사과는 금(金)이다.' 하는 격언이 있다. 그리스 신화에서는 '사과는 꿀맛이 나고 모든 병을 낫게 한다.' 하였으며 미국의 민간요법에서는 사과가 '과일의 왕'으로 꼽힐 정도다. 우리나라에서도 사과를 먹으면 예뻐진다 하여 유명한 사과 산지인 대구 지방에 미인이 많다는 얘기가 있다.

우리나라 사람들이 가장 즐겨 먹는 과일인 사과의 주성분은 당분, 유기산, 펙틴이다. 당분은 10~15% 정도 들어 있는데 대부분이 과당과 포도당으로 흡수가 잘된다. 유기산은 0.5% 정도 있는데 사과산이 주체이고 구연산, 주석산 등도 있다. 이들 산은 우리 몸 안에 쌓인 노폐물을 제거한다.

펙틴은 탄수화물의 일종으로 1~1.5% 정도 들어 있어 채소의 섬유질과 같이 장의 운동을 자극하는 정장(整腸) 작용을 한다. 장에 젤리 모양의 벽을 만들어 유독성 물질의 흡수를 막고 장 안에서의 이상 발효도 방지한다. 변비에 사과가 좋다는 것은 이 때문이다. 그러나 담석증 환자는 삼가는 것이 좋다. 펙틴이 다른 과일보다 많아 잘 엉겨 잼이나 젤리가 쉽게 만들어지기 때문이다.[10]

사과에는 비타민류가 많은 것으로 알려져 있으나 사실은 그렇지 않다. 비타민C가 조금 들어 있고(사과 한 개 중 8mg) 비타민A, B_1, B_2가

소량 들어 있을 뿐이다.

미국 의학지에 실린 사과에 관한 내용을 종합하면 "사과는 모든 산성증, 통풍, 류머티즘, 황달, 간과 쓸개의 모든 병, 그리고 신경과민, 간 기능부전으로 인한 피부 질환, 위산 과다, 자가 중독에 대해 치료 효과가 있다." 한다.

최근 사과가 당뇨병에 효과가 있다는 것이 밝혀졌다. 콩류와 마찬 가지로 '글리세믹지수'가 최저치에 가까워서인데 이것은 사과가 천연당을 비교적 많이 함유하지만 혈당치를 급격하게 상승시키지 않는 것을 의미한다. 즉 사과는 인슐린을 억제하는데 이러한 작용을 하는 식품은 반드시 혈중 콜레스테롤 수치와 혈압을 낮추는 기능을 갖는다. 예일 대학의 정신생리학 센터 소장인 게리 슈왈츠 박사는 사과의 냄새만 맡아도 혈압이 내려간다고 밝혔다.[41]

최근 사과를 통째로 먹으면 암을 예방할 수 있다는 연구 결과가 나왔다. 강력한 발암성 물질을 먹인 동물 실험에서 암의 발생을 억제하는 물질로 밝혀진 카페인산이나 클로로게닉산이 사과에 다량 함유되어 있기 때문이다.

사과에는 무기질 중 칼륨이 많은 것이 특색인데 우리 몸의 항상성(恒常性) 기능에 필수 불가결한 요소가 나트륨(Na)과 칼륨(K)이라는 것은 잘 알려진 사실이다. 혈압 관계에 있어서 나트륨과 칼륨은 서로 반대 작용을 한다. 과잉의 나트륨 섭취로 인해 유발된 고혈압에 대하여 칼륨은 신장을 통한 나트륨의 배설 증가 및 고혈압 보호 기능을 갖고 있다.[3]

신맛이 나기에 사과가 산성인 것으로 아는 사람이 많이 있으나 사실은 알칼리성 식품이다. 우리나라에서는 사과를 거의 생식하나 서양에서는 가공품으로 많이 이용한다. 사과주, 사과초, 사과 주스, 사과 소스, 사과 파이, 구운 사과 등이 그것이다.

사과를 깎거나 갈면 곧 갈색으로 변해 버린다. 이것은 사과 속에
들어 있는 클로로겐산과 폴리페놀이 과육 중의 산화 효소와 공기 중의
산소 때문에 산화되어 착색되기 때문이다. 사과의 변색을 방지하려면
소금이나 아스코르빈산, 아황산염류의 묽은 용액을 쓰면 된다.[10]

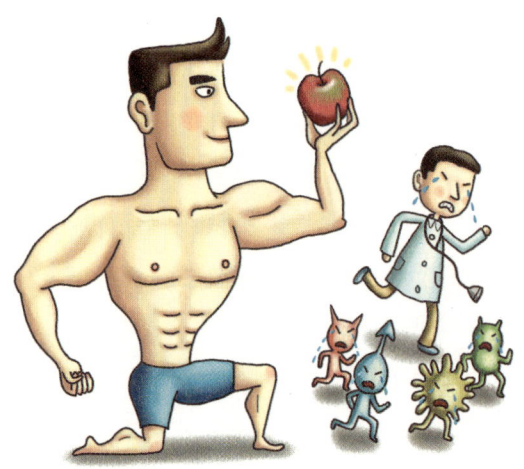

수박 겉 핥기

● 수박 겉 핥기라는 말은 왜 나왔을까? 수박은 껍질이 많아 먹을 수 있는 부분이 60% 정도로 적은 편이다. 또 94% 이상이 수분이라서 다른 과일에 비해 실속이 없다.

그러나 예로부터 복날 더위를 물리치기 위해 먹는 음식 중에서는 수박을 최고로 여겼다. 민간요법에서도 전신 부종이나 기타 부종에 이용해 왔다. 수박이라는 이름의 의미가 '박 속에 담은 물'이라는 데에서도 알 수 있듯이 수박의 대부분은 수분이다.

성분상으로 보면 대부분이 수분이므로 소변 양을 많게 하는 구실밖에 못할 것 같으나 소량으로 함유되어 있는 무기질, 비타민, 당분 등은 의외로 큰 역할을 한다.

우리가 먹는 단백질은 몸 안에서 분해되어 요소가 되고 다시 한 번 변한 뒤에 소변으로 배출된다. 그런데 수박에

표3-4
● **수박(100g)의 영양 성분** [3]

성분	함량
열량(kcal)	19.0
수분(%)	94.5
단백질(g)	0.4
지질(g)	0.1
당질(g)	4.7
섬유소(g)	0.1
회분(g)	0.2
칼슘(mg)	14.0
인(mg)	11.0
철(mg)	0.2
나트륨(mg)	1.0
칼륨(mg)	110.0
비타민A(R.E.)	4.0
비타민B$_1$(mg)	0.02
비타민B$_2$(mg)	0.02
비타민C(mg)	5.0

있는 아미노산의 일종인 시트룰린(citrulline)이라는 특수 성분이 단백
질이 요소로 변하고 소변으로 배출되는 과정을 도와주므로 이뇨 효과
가 큰 것이다. 그래서 신장병에 유효하다.

소변이 쉽게 나오지 않으면 피로해지고 몸이 붓는다. 세포와 세포
사이에 필요 없는 조직액이 늘어나서이다. 그래서 신장 기능이 약한
사람은 소변 양이 적거나 몸이 부을 때에 수박을 먹는 것이 좋다. 수
박 중심부에 많은 당분은 대부분이 과당과 포도당이어서 쉽게 흡수되
어 피로 회복을 도우며 해열 작용도 있는 것으로 알려져 있다. 뜨거운
햇볕을 받아 메스껍거나 토하려고 할 때 먹어도 효과가 있다.[10]

수박의 과육에 들어 있는 붉은 색소는 리코펜(lycopene)으로 낮과
밤의 온도 차가 심한 곳에서 재배되는 것일수록 진한 색깔을 띤다. 최
근 토마토에 고농도로 들어 있는 이 리코펜에 강력한 항암 효과가 있
음이 밝혀짐에 따라 수박에 대해서도 상당한 관심을 갖게 되었다.[42]

수박은 완숙해도 다른 과채류와 달리 외관상 변화가 없어 판별하
기가 어렵다. 그래서 대부분 경험으로 감별한다.

잘 익은 수박을 고르는 방법

- 두드려서 탁음이 나는 것
- 수박 자루 부분이 벌어지고 골이 생긴 것
- 껍질에 광택이 나는 것
- 꽃자루를 누르면 탄력이 있는 것

포도는 피로 회복제

● 포도는 전 세계에서 치료용으로 널리 애용되어 왔다. 우리나라에서도 피로 회복, 소화 불량 등에 좋다 하여 환자들에게 가장 많이 추천되는 과일 중 하나이다.

『동의보감』에는 "포도는 성질이 편안하고 맛이 달아, 한마디로 이르되 달고 시다. 독이 없고 마비된 증세를 다스리며 임병을 다스려 소변을 잘 통해 주고 기를 보하여 살찌게 하고 건강하게 한다." 하고 기록되어 있다. 『본초강목』에도 "소장을 이롭게 하고 이뇨 작용으로 소변을 순조롭게 하여 신장염에도 효력이 있다." 하고 기록되어 있다.[43]

포도는 품종과 성숙도에 따라 성분 차가 있다. 당질이 주성분으로 포도의 독특한 단맛을 내는 것은 대부분 포도당과 과당이다. 설탕 같은 당분을 먹으면 우선 위(胃)에서 분해되어 포도당과 과당으로 변한 다음 장에 흡수된다. 그런데 포도를 먹으면 곧바로 포도당과 과당을 섭취하므로 쉽게 소화 흡수된다. 피로했을 때 먹는 한 송이 포도는 다른 식품과는 비교가 안 될 정도로 빠른 효력을 나타낸다.[10]

주석산과 사과산 0.5~1.5%, 펙틴 0.3~1%, 그 외에 검 성분, 이노시톨, 탄닌 등이 있는데 장 활동을 촉진시켜 주고 해독 작용도 한다. 무기질로는 칼슘, 칼륨, 철분이 풍부하게 들어 있어 정혈 작용과 조혈 작용을 촉진한다. 최근에는 포도 껍질의 자주색 색소가 강력한

항암 작용을 하는 것으로 밝혀지기도 했다.[43]

포도주가 심장병을 예방하고 순환계에 좋다고 하여 포도주 소비량이 늘고 있는 추세이다. 여러 연구 결과에 따르면 매일 포도를 먹으면 혈중 콜레스테롤이 최대 19%까지 내려가고 심장 혈관의 건강 유지에 도움을 주는 HDL 콜레스테롤의 비율이 올라간다고 한다.[8]

붉은 포도주에 고농도로 들어 있는 몰식자산은 탄닌산의 일종으로 포도주의 향을 내는 성분인데 항암 작용을 한다고 한다. 또 이 몰식자산은 다양한 발암성 물질이 염색체 이상을 유발하는 것을 예방한다고 한다. 즉 발암의 전조라고 여기는 돌연변이를 억제하는 것인데 이는 포도주가 항암 물질이 될 수 있음을 의미하는 것이다. 한 분석 결과에 의하면, 붉은 포도주에는 지금까지 시험한 어떤 음료보다 훨씬 많은 몰식자산이 들어 있었다. 따라서 적당하게 포도주를 마시는 것은 건강에 좋다.[43]

이외에도 포도 중에 함유되어 있는 마그네슘은 장내의 운동을 원활하게 수행하는 데 도움을 준다. 또 장운동을 증진시키고 간을 정화하여 신장 기능을 돕는다. 이는 포도의 성분이 신체 여러 부위에 축적되어 있는 유독성 산성 물질을 중화시켜 축적된 노폐물을 제거하여 혈액을 맑게 하기 때문이다. 이러한 과정에서 신장의 여과 기능을 도와 노폐물의 체외 배설도 촉진시켜 준다.

이와 같이 장, 간 그리고 신장에 이르기까지 포도는 체내의 전 기능을 돕는 좋은 과일이다. 특히 검은 포도는 철분 함량이 많아 적혈구를 생성하는 조혈 기능도 우수하다.[4]

4

음료

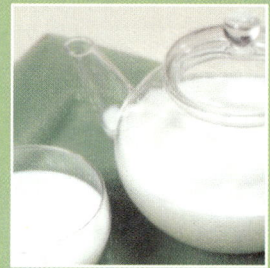

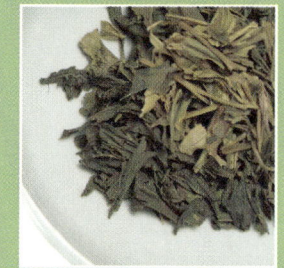

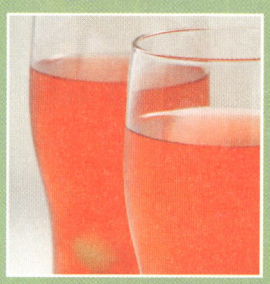

커피 마시면
왜 잠이 안 올까?

● 피곤이 몰려오고 온몸이 나른할 때 마시는 한 잔의 커피는 피로를
가시게 하고 정신을 맑게 하며 활력을 준다. 그러나 커피를 마시면 잠
이 안 온다고 쉽게 마시지 못하는 사람이 많다. 반면 밤에 커피를 몇 잔
씩 마셔도 끄떡없는 사람도 있다.

　개인의 체질에 따라 또 카페인의 양에 따라 다르지만 커피 속에
함유된 카페인이 각성 작용을 한다는 것은 많은 실험으로 증명된 사
실이다. 기원전 6세기경 에티오피아 고원에서 야생으로 자라던 커피
열매를 산양이 먹고 취해 밤새 잠을 자지 않고 뛰어다니는 것을 보고
철야 기도를 하는 사람들이 열매를 달여 마셨다는 이야기도 커피의
각성 작용에 대해 말해 준다.

　커피에는 약 400종의 화학 물질이 함유되어 있다. 그중 가장 관심
이 가는 것은 카페인, 탄닌, 당 등이다.

　카페인은 대뇌피질에 작용하여 정신 기능과 감각 기능, 운동 기
능의 항진을 초래한다. 또 명석한 사고, 신속한 연상, 기억력 증진,
반응 시간 단축, 자발 운동 기능 항진 등을 나타내고 피로감과 졸림
을 없애 준다.

　그러나 200mg 이상 과잉 섭취시 초조감, 불면증, 지각 과잉 등
중추신경 흥분 증상이 일어날 수 있으며, 뇌의 생명 중추가 흥분된다.

하지만 카페인에 대한 저항력은 사람마다 다르기 때문에 소량의 카페인 섭취로 신경 흥분이나 불면증이 오는 사람이 있는가 하면 많이 마셔도 별일 없는 사람이 있다.

카페인의 치사량은 10g 정도로 한꺼번에 백 잔 정도의 커피를 마셨을 때의 양이다. 중독성이 있어 상습적으로 많이 마시는 사람은 커피를 마시지 않으면 일시적이지만 불안, 떨림, 흥분 등의 금단 증세가 나타나기도 한다.

특히 카페인은 생체막을 자유롭게 통과하므로 임신 중 과다하게 커피를 마신 경우에는 태아의 성장이 지연되거나 저체중아가 태어날 확률이 높으며, 동물 실험에서는 태아의 기형을 초래했다고 한다. 심장 질환과 고혈압, 암과의 관련성도 자주 논의되고 있다.

커피를 마시면 위산의 분비가 촉진된다. 많은 조사 결과 카페인과 궤양 사이에 직접적인 연관이 없는 것으로 나타났지만 궤양 환자는 카페인 음료의 섭취를 제한하는 것이 바람직하다. 커피에 첨가하는 크림은 위산의 생성을 완화시키는 역할을 한다.

한편 카페인은 신장에서 수분의 재흡수를 감소시켜 보다 많은 소변을 만들어 이뇨를 촉진한다. 심장을 자극하므로 체내 노폐물을 제거하는 데도 일익을 담당한다. 일부에서는 커피가 숙취 해소를 돕는다고 하는데 이것은 카페인의 이뇨 작용과 알코올의 분해 산물로 숙취의 주원인이 되는 아세트알데히드(acetaldehyde)의 분해를 촉진하는 기능을 관련지어 생각할 수 있다.[23]

아직 카페인이 인체의 건강에 미치는 영향에 관해 구체적으로 확립된 내용은 없으나 지나쳐서 건강에 좋을 것은 하나도 없다. 그러나 잠깐의 휴식이나 여유를 느끼기 위해 마시는 한 잔의 커피는 생활의 활력소가 될 것이다.

표4-1 ● 음료, 약제의 카페인 함량 [23]

음료, 약제	용량	카페인 함량(mg)
인스턴트커피	컵	40 ~ 108
원두커피	컵	110 ~ 150
카페인 제거 커피	컵	2 ~ 5
차(1분 우려냄)	컵	9 ~ 33
차(3분 우려냄)	컵	20 ~ 46
차(5분 우려냄)	컵	20 ~ 50
인스턴트차	컵	24 ~ 131
아이스티	캔(355ml)	22 ~ 36
코코아	컵	5.0
코카콜라	캔(355ml)	45.6
라이트콜라	캔(355ml)	45.6
펩시콜라	캔(355ml)	36.0
밀크 초콜릿 캔디	57g	12.0
초콜릿	57g	40.0
잠 쫓는 약	1일	100 ~ 200
두통약	1일	32 ~ 65
감기, 알레르기약	1일	15 ~ 32

(자료: Weininger & Briggs. Nutr update vol 1. Wiley. 1983.)

나폴레옹이 즐겨 마신
카페로얄

● 지금도 우스갯소리로 인스턴트커피에 크림과 설탕을 많이 넣어 달고 진하게 마시는 것을 '다방 커피'라 하지만 1970년대까지만 해도 '커피' 하면 으레 이런 스타일의 '다방 커피'를 당연한 것으로 여겼다. 그러다 대학가를 중심으로 커피 전문점이 생겨나 여러 종류의 원두커피가 선보이기 시작하더니 요새는 이름도 모르는 수십 종의 커피 메뉴를 갖춘 커피숍이 흔해졌다.

커피는 산지에 따라 특징 있는 맛, 향기, 색을 지니고 있다. 세계에 약 4,500여 종이 있으며 대표적인 품종으로는 아라비카종, 로브스타종, 리베리카종 세 가지가 있는데 고산의 아라비카종 계통의 것이 가장 널리 재배되고 있다.

스트레이트커피는 한 종류의 커피콩만을 사용한 것이고, 두 가지 또는 두 가지 이상의 커피콩을 섞은 것은 배합 커피라고 한다. 커피콩이 하얗게 볶아진 것은 신맛이 나서 맛이 없으며 납작한 것보다는 통통한 것이 좋다. 또 커피콩의 크기가 서로 비슷하고 콩 껍질에 지방분이 많이 우러나지 않은 것이 좋다.

커피콩은 커피를 마시기 직전에 갈아야 향기롭다. 간 지 오래되면 습기가 차서 화학 변화를 일으키며 너무 곱게 갈면 추출 시간이 오래 걸리고 맛이 없는 성분까지 우러난다.[44]

인스턴트커피 Instant coffee

볶은 커피를 추출하여 농축, 건조시킨 후 가루로 만든 것으로 경제적이며
사용하기 편리하나 방향 성분이 감소되는 결점이 있다. 인스턴트커피에는
냉동 건조 커피, 분무 건조 커피, 과립 커피, 탈카페인 커피 등이 있다.
탈카페인 커피(decaffeinated coffee)는 카페인 성분이 97% 제거된 원두를
사용하여 제조한 커피로 카페인 성분을 염려하는 분이나 노약자에게
알맞다. 냉동 건조 커피는 방향 물질의 손실이 적다.

스트레이트커피 Straight coffee

스트레이트커피는 브라질 산토스, 블루마운틴, 콜롬비아, 모카, 멕시코와
같이 각기 다른 맛과 향을 살리기 위해 섞지 않고 단품종으로 조리하는
커피를 말한다. 더블 스트레이트커피는 보통 커피보다 물을 반 정도만
사용하여 진하게 우려낸 커피로 아이스커피, 데미타스, 카페오레(cafe au
lait) 등이 있다.

에스프레소커피 Espresso coffee

커피를 완전히 가루로 분쇄하여 에스프레소 커피 주전자에서 여과한 후
크림을 넣지 않고 설탕, 레몬을 곁들여 마시는 것으로 유럽과 미국에서
즐겨 마신다. 준비하는 시간이 짧다.

비엔나커피 Vienna coffee

오스트리아의 빈에서 유래된 커피로 애호가들에게 많이 알려져 있다. 커피
잔에 설탕을 넣고 추출된 커피를 부어 가볍게 저은 후 휘핑크림을 얹는다.
크림이 위에 뜨면서 찬 크림과 뜨거운 커피의 맛이 잘 조화된다.

밀크커피 Milk coffee

프랑스풍의 커피로서 카페오레라고도 하며 모닝커피에 알맞다. 커피를
보통 농도보다 40% 정도 진하게 추출한 후 큰 컵에 설탕을 미리 넣고
커피와 우유를 동시에 부은 후 휘핑크림을 얹는다.

카푸치노커피 Capuccino coffee

계핏가루(cinnamoa)와 레몬, 넛트머그(nutmeg)의 맛과 향이 독특한 조화를 이룬 이탈리아의 대표적인 커피로 카페, 시나몬커피(cinnamoa coffee)라고도 부른다. 추출한 커피에 설탕을 녹인 다음, 휘핑크림이나 뜨거운 우유를 얹고 계핏가루와 넛트머그를 살짝 뿌린다. 또한 레몬이나 오렌지 껍질을 작게 썰어 얹은 후 계피봉으로 저어 마신다.

카페로얄 Cafe royal

어둠이 짙게 깔린 방 안에서 파란 불꽃의 환상적인 분위기를 즐기는 커피로 나폴레옹이 즐겨 마셨다고 한다. 진하게 추출한 커피를 컵에 따른 다음 컵 위에 약간 큰 숟가락을 걸치고 그 안에 각설탕과 브랜디를 넣고 불을 붙인다. 브랜디에 젖은 각설탕이 타면서 파란 불꽃이 일어나고 설탕은 녹아 커피에 떨어진다.

아이리쉬커피 Irish coffee

아일랜드산 위스키가 커피와 조화를 이루는 다소 남성적인 커피로 몸의 피로를 풀어 주는 효과가 있다. 컵에 설탕을 먼저 넣고 커피를 따른 후 발화되기 직전까지 데운 위스키를 붓고 휘핑크림을 얹는다.

스위스모카 Swiss mocha

여성과 어린이를 위한 커피이다. 유럽 카페의 주된 메뉴로 핫모카자라고도 한다. 컵에 설탕과 초콜릿 시럽을 넣고 커피를 부어 가볍게 저은 다음 휘핑크림을 얹어 모양을 내고 초콜릿 조각을 뿌린다.

아이스커피 Ice coffee

청량음료와 함께 여름철에 가장 사랑받는 커피 메뉴로 콜드커피, 냉각 커피라고도 한다. 진하게 추출한 커피에 설탕을 넣고 가볍게 저은 다음 얼음을 넣고 생크림을 따른다.

녹차는 항암제

● 황소개구리가 토종 개구리를 쫓아내고 서양 벌 때문에 토종벌이 멸종 위기에 놓이고 농산물 시장 개방으로 토종 농산물이 찾기 힘들어지고……. 우리 생활 구석구석에서 굴러 온 돌이 박힌 돌을 빼내는 일이 한두 가지가 아니다.

기호 식품에서도 마찬가지여서 우리의 고유 차보다는 커피가 널리 일반화되어 있다. 커피는 1895년 을미사변 무렵 전해졌다. 들어온 지 불과 100여 년밖에 되지 않았는데 신라 42대 홍덕왕(828년) 때 김대렴이 당나라에서 가져온 유서 깊은 고유의 차를 누르고 있다.

커피 원료인 원두는 브라질, 멕시코 등 열대 지방에서 생산되는데 기후 조건이 맞지 않아 우리나라에서는 전혀 생산되지 않는다. 그래서 막대한 외화를 소비하며 수입하고 있는 실정이다.

커피가 무조건 나쁜 것은 아니지만 녹차의 여러 생리적인 효능이 입증되었으므로 전통 차에 대한 인식을 새로이 하는 것이 좋을 것 같다.

차의 효능 중 가장 관심을 끄는 것은 돌연변이 예방과 항암 효과이다. 한국의 다류에 대한 항돌연변이원성 연구 결과를 보면 차에 따라 약간의 차이가 있으나 보통 마시는 차로도 최저 60%, 최고 99% 정도에 이르는 돌연변이 억제율이 있는 것으로 나타났다. 이것은 차에 함유된 카테킨 성분과 섬유소, 항산화 비타민 등이 발암 물질의 작용 부위와 결합하여 활성을 억제하기 때문인 것으로 여겨진다. 다른 연구에 의하면 담배의 발암 물질에 의해 일어나는 염색체 돌연변이가 녹차를 마심으로서 억제됐고, 또 녹차 추출물이 폐암의 발생률을 낮추었다는 보고도 있으므로 흡연자에게는 녹차를 권하고 싶다. 흡연자는 혈중 비타민C의 농도가 낮은데 녹차의 풍부한 비타민C는 흡연자에게 많은 양의 비타민도 보충해 준다.

여러 실험에서 녹차는 긍정적인 항암 효과가 있음이 보고되고 있고 하루 3~6잔 정도 마시면 자연적으로 발생하는 암을 예방할 수 있다는 주장도 있다.

차의 일반 성분은 품종, 재배 조건, 채엽 시기, 채엽 부위 등에 따라 조금씩 차이가 있으나 75~85%는 수분이고, 고형분의 40%가 물에 녹는 성분이다. 이 중에는 폴리페놀, 카페인, 단백질, 아미노산, 탄수화물(덱스트린, 전분, 셀룰로스, 펙틴), 색소 성분 이외에 유기산, 향기 성분, 효소, 비타민, 무기질 등이 함유되어 있다.

차의 주요 성분으로 일명 탄닌이라고 불리는 폴리페놀은 카페인과 함께 수용성 성분의 절반 이상을 차지하면서 맛과 향기, 빛깔 등에 영향을 미친다. 폴리페놀 성분은 여섯 종류의 카테킨으로 구성되어 있는데 이것은 구조상 수산기(-OH)를 많이 가지고 있어 여러 물질과 쉽게 결합하는 성질이 있다. 이러한 특성 때문에 중금속 제거나 항산화 작용, 발암 물질의 독성 완화 작용, 해독 작용을 한다. 일반적으로 폴리페놀에 의해 나는 쓴맛과 수렴미는 덜 익은 감을 먹었을 때 느끼는 떫은맛의 원인으로 위장 점막을 보호하고 위장 운동을 활발하게 해 준다고 한다.

다음으로 중요한 성분은 카페인이다. 녹차의 카페인 함량은 커피 원두에 비해 높은 편이지만 차는 낮은 온도에서 우려내므로 실제로는 한 잔당 30mg 내외로 50~100mg 정도 함유된 커피에 비해 낮은 편이다. 또한 차에는 커피에 들어 있지 않은 카테킨과 데아닌이라는 성분이 있는데 카페인과 결합하여 불용성 성분으로 만들거나 활성을 억제시키므로 커피의 카페인과는 그 작용이 다르다.[23]

홍차와 녹차

● 예부터 차는 피로 회복에 좋고 잠을 쫓는 등 여러 효용성이 있다고 알려졌으며 요즘은 성인병 예방 효과를 지니고 있다 하여 많은 관심을 끌고 있다. 그런데 같은 찻잎을 가지고 우리나라와 일본에서는 녹차, 중국에서는 오룡차, 영국에서는 홍차로 즐기고 있다. 이들의 차이점은 무엇일까?

차는 찻잎의 제조 과정에 따라 크게 세 종류로 나뉜다. 즉 녹차 (green tea), 오룡차(oolong tea), 홍차(black tea)로 분류하는데 찻잎은 발효 여부에 따라 맛이 달라진다.

녹차는 증기나 열풍으로 산화 효소의 활성을 파괴하여 건조한 것이다. 차 잎사귀의 엽록소, 카로티노이드의 색소가 그대로이므로 녹색을 띤다. 우리 고유의 설록차나 일본차 등이 여기에 포함된다.

녹차는 수질에 따라 색깔, 향기, 맛에 차이가 있다. 일반적으로 센물보다는 단물이 좋고 상수도는 반드시 끓여 소독제의 냄새를 제거해야 한다. 차는 수질의 영향을 쉽게 받는다. 질이 좋은 차일수록 저온의 물에 장시간 두며, 하급의 차일수록 떫은맛이 많이 나므로 고온에서 단시간에 우려낸다.

홍차는 찻잎 속에 들어 있는 산화 효소로 27℃에서 2~5시간 발효시킨 후 건조시킨 것이다. 찻잎을 그대로 발효시켰기에 찻잎 중의 산화 효소가 충분히 작용하여 색소 및 성분을 산화시키므로 홍차 특유의 색이 나타난다. 겉보기에 잎이 흑갈색이어서 '블랙티'라고 하는데 추출해 낸 액체의 빛깔이 홍황색(紅黃色)이어서 홍차라고 부른다.

표4-2
● 차(100g)의 비타민C 함량 [45]

번차(番茶)	222mg
옥로(玉露)	49mg
전차(煎茶)	220mg
오룡차(烏龍茶)	24mg
홍차(紅茶)	4mg

(홍차 이외의 다른 차는 모두 녹차의 일종임)

홍차는 맛보다 향을 더 중요하게 여기는데 끓인 열탕에 곧바로 넣어 2~3분간 우려내야 한다. 너무 오래 두면 떫은맛이 많이 나고 색소가 산으로 인해 색깔을 잃으며, 온도가 낮으면 향이 나지 않는다. 설탕을 넣어 쓴맛과 떫은맛을 억제하고 레몬 조각을 띄워 향과 맛을 더 좋게 한다. 우유를 넣으면 쓴맛이나 떫은맛이 부드러워지고 온화한 맛이 난다. 브랜디나 위스키를 약간 넣으면 향기가 증가되므로 기호에 따라 넣기도 한다.[8]

대만의 특산차인 오룡차는 찻잎을 반발효하여 만든 것으로 발효차인 홍차와 비발효차인 녹차의 중간 정도이다. 까마귀처럼 검고 용처럼 구부러졌다 하여 오룡차라고 이름 지은 것 같다.

콜라 마시면
정말 이가 썩나?

● 매학기 학생들에게 일주일 단위로 식사 섭취 일지를 적게 한다. 섭취 식품 리스트를 보면 유행하는 음식이나 패션에서 느끼는 신세대들과의 문화적 이질감이 더욱 심하게 느껴진다. 식(食) 문화가 의식주 문화 중 가장 보수적이기에 그 차이는 더 크게 와 닿는 것 같다.

식품 섭취 일지에서 가장 두드러진 것은 청량음료를 많이 마시는 것이다. 어릴 적에는 소풍갈 때나 배낭에 사이다를 한 병씩 넣어갈 뿐 평소에는 거의 마시지 않았는데 요즘 청소년들은 청량음료를 물처럼 마시는 것으로 나타났다.

청량음료의 대명사로 불리는 콜라는 어쩌다 한두 잔 마시면 기분 전환과 피로 회복에 도움이 되지만 그 성분을 보면 영양적으로 문제가 있다. 카페인이 들어 있어 습관성이 되는 것은 다 알려진 사실이고 진한 검은색과 청량감을 주기 위해 사용하는 인산염이 이를 썩게 하고 무기질의 인체 내 흡수를 방해한다.

인산염은 무기 금속과 결합하는 힘이 강해서 공장에서 녹을 제거하는 데 사용한다. 철제 저수통에 녹이 슬었을 때 인산염을 물에 타서 닦으면 녹물이 까맣게 빠져 나온다. 이렇게 금속 이온과 강하게 결합하는 물질을 다량 섭취하면 몸에 필요한 철분, 칼슘, 아연 등 중요한 무기질 성분이 몸속에 흡수되지 못하고 소변으로 전부 빠지게 된다.

특히 임산부의 경우 태아의 골격 형성에 필요한 칼슘이 흡수되지 못하고 빠져 나가 태아 발육에 영향을 미칠 수 있다.

우유를 주식처럼 먹는 서양 사람은 콜라를 좀 마시는 것이 좋을 수도 있다. 서양 사람들은 평균 하루에 우유를 1l 정도 마시는데 우유에는 칼슘이 다량 함유되어 있어 칼슘 과잉 섭취에 의한 담석, 요석 등이 생기는 경우가 많다. 그러나 멸치 먹고 칼슘을 보충하는 한국 사람이 콜라를 서양 사람처럼 마시는 것은 결코 도움 되는 일이 아니다.[46]

커피나 홍차, 코코아 등 원래 카페인이 들어 있는 식품을 제외하고, 원료로 카페인을 가장 많이 첨가하는 식품이 청량음료이다. 콜라의 경우 38mg의 카페인이 들어 있다.

카페인의 부작용으로는 불면, 신경과민, 복통, 메스꺼움 등을 들수 있다. 미국의 식품의약국(FDA)의 발표에 따르면 카페인은 칼슘과 같은 무기질의 전해질 결핍을 가져올 수 있고, 나아가 뼈 형성에 영향을 미칠 수 있다고 한다. 그러나 모든 사람에게 영향을 주는 것이 아니며 카페인에 민감한 사람에게만 영향을 준다는 것이다. 카페인이 칼슘이나 철의 융통성에 영향을 미친다는 보고가 있으나 그 증거는 불충분하다. 그러나 칼슘을 적게 섭취할 경우에는 카페인이 칼슘 균형에 영향을 주어 뼈를 상하게 할 수 있다.[47]

무균질 우유란?

● 우유는 이용 과정 또는 성분에 따라서 그 명칭이 다르다. 일반적으로 목장에서 짜는 살균되지 않은 상태를 생유(raw milk)라고 하며, 생유를 살균 처리하여 축산물 가공 처리법에 규정된 규격에 맞도록 제조한 것을 시유(market milk)라고 한다.[31]

생활수준의 향상과 함께 소비자들의 기호가 다양해지고 고급화되면서 특정 성분을 강화하여 기능성을 강조한 우유가 연령별로 세분화, 다양화되어 시판되고 있는 추세이다.

우유 회사 간의 광고는 과열을 넘어 상호 비방으로까지 번져 소비자들을 혼란에 빠뜨리기도 했다. 그중에 대표적인 것이 3.4우유와 4.3우유, 저온 살균 고급(?) 우유, 그리고 무균질 인간이란 유행어까지 낳게 한 무균질 우유이다.

여기서 3.4라는 것은 지방의 함량을 뜻하는 것으로(우유 100m*l*당 3.4g) 시판되는 보통 우유의 지방 함량은 대부분 3.4g%이다. 4.3은 열량 소요량이 많은 청소년들을 위해 유크림을 첨가하여 지방 함량을 4.3으로 높인 우유를 말한다.

흔히 쓰이는 우유의 살균 방법은 다음 세 가지이다.

• 62~65℃에서 30분간 살균하는 저온 장시간 살균법

- 72℃ 이상에서 15초 이상 살균하는 고온 단시간 살균법
- 120~150℃에서 1~3초간 살균하는 초고온 살균법

이 중에서 많이 쓰이는 것이 초고온 살균법이다. 이것은 열처리 우유로 미생물을 살균시키는 장점이 있는 반면 우유 본래의 맛을 잃는 단점이 있다. 이에 비해 저온 장시간과 고온 단시간 방법은 열에 의한 맛이나 색의 변화를 최소한으로 줄인 것이어서 보다 자연 그대로의 맛에 가깝다(파스처라이즈 우유). 우유는 대개 이 두 가지 중 한 방법으로 살균한다. 초고온 열처리 우유와 파스처라이즈 우유를 비교해 보면, 영양에는 차이가 없고 맛은 파스처라이즈 우유가 좋다. 단 파스처라이즈 우유는 미생물이 모두 죽어 버린 것이 아니므로 보관 기간이 짧다. 맛을 택할 것인가 보관 기간을 택할 것인가가 선택의 조건이라 하겠다.[7]

마지막으로 무균질 우유란 균질화(homogenization)시키지 않은 우유라는 뜻이다. 우유는 지방구가 뭉쳐 크림이 되어 떠오르는 것을 방지하기 위하여 균질화한다.

균질화란 우유를 저온 살균한 후 압력을 가하여 몹시 작은 구멍을 통과시키는 것으로 우유의 지방구(원래는 3~6 정도로 소의 종류에 따라 1~10까지 다양함)의 직경을 평균 1 정도로 작게 깨뜨린다. 균질화에 의하여 수많은 작은 지방구가 형성됨에 따라 지방의 표면적은 막대하게 증가하고 그 표면은 인지질, 카제인, 유장 단백질 등의 유화제로 둘러싸여 지방구는 안정해진다.

균질유는 희고 불투명하며 지방의 함량이 같더라도 균질유가 아닌 것보다 더 점성이 높다. 즉 더 고소하게 느껴진다.

우유를 데우면
왜 흰 막이 생기나?

● 우유는 우리 인간이 생명을 유지
하고 활동하는 데 필요한 모든 영양소,
즉 필수아미노산, 칼슘, 인, 비타민B$_2$
등을 골고루 함유하고 있는 가장 완전
한 자연식품이다.[48]

특히 칼슘과 비타민B$_2$의 함량이
높다. 우리나라 식단에서는 이 두 영양

표4-3
● 우유(100ml)의 일반 성분

수분	88%
단백질	3.1g
지방	3.4g
탄수화물	4.8g
무기질	0.7mg

소가 부족한데 우유 한 컵(200ml)에는 칼슘 200mg, 비타민B$_2$ 0.32mg
정도가 함유되어 있어 매일 한 컵씩 마시면 이들 영양소의 섭취를 크
게 향상시킬 수 있다. 우유의 단백질은 양이 많지는 않으나 필수아미
노산의 함량이 높아 단백질의 질도 높일 수 있다.[17]

우유의 주요 성분은 단백질이다. 우유에는 3% 정도의 단백질이
함유되어 있는데, 카제인(casein)이 대부분을 차지하고 이외의 단백질
로는 락트알부민(lactalbumin)과 락토글로불린(lactoglobulin)이 많다.[49]

우유를 40℃ 이상 65℃ 이하에서 가온하면 우유의 표면에 단백
질(락트알부민과 락토글로불린)이 응고되어서 엷은 막이 생긴다. 이 막 속
에는 단백질뿐 아니라 유즙 전체에 분산되어 있는 지방구가 모여들어
많은 지방이 함유되게 된다. 얼마 되지 않으나 유당과 무기질도 들어

있다.[50]

이러한 피막에는 우유 중 알부민의 4분의 3, 지방의 4분의 1, 카제인의 8분의 1이 포함되어 있으므로 이 피막을 걷어 내 버리면 우유의 고형 성분이 13%나 감소된다.[51] 그만큼 우유는 묽어져 맛이 떨어지게 된다. 흔히 이런 막은 소화가 잘 안 된다고 생각하나 그렇지 않다. 그러므로 막을 걷어 내지 말고 먹어도 좋다. 또 우유를 잘 저어 데우면 막이 생기는 것을 막을 수 있다.

폭탄주 마시면
왜 빨리 취할까?

● 흔히 우리가 '폭탄주'라고 하는 술은 빨리 취하기 위해 제조(?)되었다. 요즘에는 폭탄주의 제조 기술도 발달하여 거의 예술의 경지에까지 도달했다는데, 폭탄주를 마시면 왜 빨리 취하는 것일까?

향기와 색을 내기 위해 술에 여러 화학 물질을 첨가하는데 이것이 숙취의 원인이다. 술을 섞어 마시면 이들 첨가물이 화학적으로 상호 반응해서 숙취를 조장한다. 또한 술을 탄산가스가 들어 있는 음료와 함께 마시면 위장의 알코올 흡수가 촉진되어 혈중 알코올 농도가 빨리 올라간다. 맥주잔에 양주 스트레이트잔을 떨어뜨려 마시는 폭탄주는 맥주 안의 탄산가스가 양주의 알코올 흡수 속도를 빠르게 하므로 더 빨리 취하게 된다.

알코올은 소화되지 않아 위와 소장에서 빠르게 흡수되며 혈액을 통해 간, 뇌 및 다른 조직으로 운반된다. 흡수 속도는 두꺼운 점막으로 덮여 있는 위에서보다 소장맥에서 훨씬 빠르다. 그래서 술을 마실 때 채소나 기름진 음식을 함께 먹으면 알코올의 흡수는 떨어진다. 반면 탄산음료 등과 함께 마시면 오히려 흡수가 촉진된다.

뿐만 아니라 같은 양의 알코올이라도 술 마실 때의 감정 상태, 체중과 마시는 형태 등에 따라 흡수 속도가 다르다. 체중이 덜 나가는 사람은 체중이 더 나가는 사람보다 체내 알코올의 농도가 더 높고 동일

체중이라도 지방이 많은 사람은 근육질인 사람보다 혈중 알코올 농도가 더 높다. 이는 지방이 근육보다 수분 보유량이 적어서이다.

여자는 남자보다 알코올의 영향을 더 많이 받는다. 남성보다 알코올 분해 효소의 활성이 낮기 때문이다. 알코올 분해 효소의 활성이 낮으면 간에서 알코올 분해 속도가 늦어져 오랫동안 혈중 알코올 농도가 높게 유지된다. 특히 생리 중일 때는 간에서 알코올이 느리게 분해된다. 결국 여성은 남성에 비해 더 적은 양의 술을 마시더라도 술로 인한 피해를 더 많이 받게 된다. 여성은 체액량이 적어서 알코올을 희석시키는 능력도 떨어진다.

몸이 알코올을 산화시킬 수 있는 양보다 더 빠른 속도로 알코올을 마시면 유해한 영향을 받게 된다. 술을 마실 때 얼굴이 빨개지는 것은 혈중 알코올 농도가 높아 제대로 분해되지 못하고 있다는 증거이므로 술자리에서 얼굴이 빨개지면 그만 잔을 놓는 것이 현명한 태도이다.[6]

적당한 주량

● 술은 '적당히 마시면 약, 지나치면 독'이라고 한다.

미국 하버드 의과대학 연구팀의 조사 결과, 일주일에 서너 잔의 술을 마시는 사람은 술을 전혀 마시지 않는 사람보다 사망률이 22% 정도 낮게 나타났다. 그러나 술은 중독성이 강한 데다 사회 문화의 영향을 많이 받으므로 일주일에 서너 잔 정도만 마시기는 현실적으로 불가능하다. 더욱이 하버드 대학의 조사 결과에서도 술을 하루 두 잔 이상 마시면 전혀 마시지 않는 사람에 비해 사망률이 63%나 증가했다. 과음이 얼마나 위험한가를 보여 주는 단적인 예이다.

신체에 영향을 미치는 주량은 어느 정도인가? 일반적으로 건강한 성인의 경우 한 시간에 처리할 수 있는 알코올양은 체중 1kg당 0.1g 정도이다. 체중이 65~70kg이면 하루에 160g 정도의 알코올을 처리할 수 있다. 그러나 간도 하루 종일 알코올만 해독할 수는 없다. 따라서 실제로는 80g 정도가 하루 해독할 수 있는 알코올양의 한계라고 전문가들은 말한다. 알코올 농도 4~5%인 맥주로 환산하면 2,000cc 정도에 해당한다. 참고로 소주 한 잔(50m*l*)은 알코올양 12.5g, 양주 한 잔(50m*l*)은 알코올양 15g, 맥주 한 잔(200m*l*)은 알코올양 9g, 막걸리 한 잔(300m*l*)은 알코올양 15g이다.

하지만 사람마다 알코올을 분해하는 효소의 보유량에 차이가 있으므로 해독 가능한 주량도 개인에 따라 기복이 심하다. 해독할 수 있는 양보다 많이 마시면 알코올 성분이 분해되지 못하고 체내에 쌓여 간경화의 원인이 된다. 소주 60cc를 5년 이상 매일 마시면 간에 중성지방이 쌓이는 알코올 지방간이 되고, 폭음을 계속하면 알코올성 간염으로 진행된다. 특히 소주 100cc를 매일 10년 이상 마시면 알코올성 간경변에 걸린다는 통계가 있다.

　간은 손상되어도 별다른 증상이 나타나지 않는다. 이상 증상을 느낄 때는 이미 상당히 상태가 나쁜 경우가 많다. 쉽게 피로를 느끼거나 식욕이 떨어졌다면 가급적 빨리 병원을 찾는 게 좋다. 또 정기 검진시 받는 일반적인 혈청 검사로는 간 질환을 정확하게 가려내기 어려우므로 전문적인 내과 진단이 필요하다.[52]

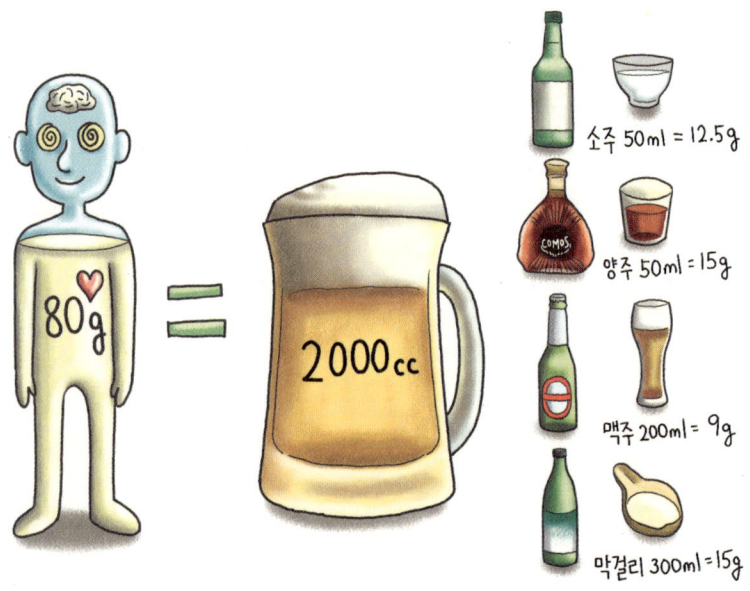

소주 50ml = 12.5g

양주 50ml = 15g

맥주 200ml = 9g

막걸리 300ml = 15g

80g

2000cc

피로 회복제의 대명사
박카스

● 1961년 정제로 처음 선을 보인 뒤 63년부터 드링크로 출시되어 국내 드링크 시장을 지배해 온 박카스는 지금까지 판매된 병을 일렬로 세우면 지구를 44바퀴나 돌 수 있다고 한다.

박카스가 이처럼 막대한 양이 팔리며 건강 의약품의 효시가 된 이유는 무엇일까?

박카스 병에 쓰인 내용을 주의 깊게 본 사람은 '타우린 첨가' 라는 글귀를 기억할 것이다. 타우린(taurine)은 대부분의 동물 조직에 광범위하게 분포되어 있는 함황아미노산의 일종으로 수산물인 갑각류, 두족류, 패류 등에 많이 들어 있다. 최근에는 수산물의 내장과 자숙액 등 수산 폐기물에서 분리, 정제된다 하여 그 이용에 관심이 모아지고 있다.

타우린은 포유동물의 심장 조직에서 전체 유리아미노산의 50% 정도를 구성하고 있으며, 막 내외의 농도를 유지하고 있다. 체내에서는 총함황아미노산의 약 10%를 차지하고 있고, 근육 조직과 뇌와 심장 조직에도 미량 들어 있다. 또한 모유에 함유된 유리아미노산 중에서 글루타메이트(glutamate) 다음으로 풍부한 아미노산이며 심혈관계의 조절과 중추신경계 등 흥분성 조직에 중요한 역할을 한다.

그 외에도 체내 삼투압 조절 작용, 막 보호 작용, 항산화 효과 등 중요한 역할을 한다. 각종 동물의 혈청 및 간장의 콜레스테롤 상승을 억제하고 사람에게는 피로 회복 및 만성 간염의 치료, 혈중 콜레스테롤 저하 작용 등을 한다.[54]

그러나 어떤 영양소이든 자연의 식품에서 섭취하는 것이 가장 좋다. 박카스와 같은 자양 강장제 중에는 평균 30mg 정도의 카페인도 함께 들어 있다. 이 양은 커피 한 잔에 들어 있는 카페인 양보다는 적지만 의사들은 자양 강장제를 상습적으로 복용하면 중독될 가능성이 많다고 경고한다.

5

육류
어패류
달걀

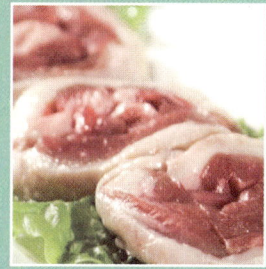
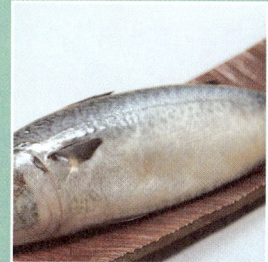
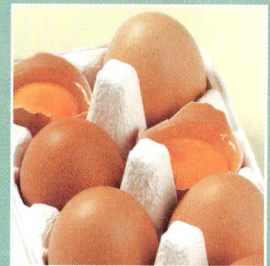

돼지고기에 새우젓은
찰떡궁합

● 흔히 돼지고기는 잘 먹어야 본전이라고 한다. 한방에서는 여러 이유로 꺼리는데 특히 지방 함량이 많아 빨리 변질되어서이다. 영하 1.5~0°C에서 쇠고기는 4~5주, 돼지고기는 1~2주 정도 저장할 수 있다. 일반 가정의 냉장고인 경우 얇게 자른 돼지고기는 2~3일, 덩어리째로는 일주일 동안 저장이 가능하다.

돼지고기에는 조충의 알이나 시모충이 기생하는데 영양이 좋지 못한 돼지(고기의 빛이 너무 붉은 것)에 더욱 많다. 돼지고기를 날로 먹는 것은 절대 금물이며 반드시 속까지 익혀 먹어야 한다.

돼지고기의 비타민B_1 함량은 쇠고기보다 8~10배 정도 높다. 단백질(아미노산) 비율은 쇠고기나 양고기와 비슷하고 소화율은 95~96%이다.

돼지고기는 많이 먹으면 풍기(風氣)를 일으키고 고혈압을 유발시키는 등 해롭다는 속설이 있으나 근거 없는 낭설이다. 흔히 돼지고기에 콜레스테롤 성분이 많이 함유되어 있어 고혈압 등 성인병을 일으키는 것으로 알려져 있으나 이 역시 지나친 편견이다.[8]

쇠고기와 같은 육류는 도살 후에 일정 기간 숙성시켜야 고기가 연해지고 맛도 좋아진다. 그러나 돼지고기는 조직이 연해서 숙성시킬 필요가 없다.

돼지고기는 쌀이나 보리 등 곡류 위주의 담백한 식생활에 익숙한 한국인에게는 다소 부담스런 식품이었다. 담백한 음식을 주로 먹는 사람이 기름진 고기를 먹으면 소화가 잘 되지 않기 때문이다.

그래서 조상들은 돼지고기를 새우젓에 찍어 먹었다. 돼지고기의 주성분은 앞에서 설명한 것처럼 단백질과 지방이다. 단백질이 소화되면 펩타이드를 거쳐 아미노산으로 바뀌는데 이때 필요한 것이 단백질 분해 효소인 프로테아제이다. 새우젓은 발효되는 동안 대단히 많은 양의 프로테아제를 생성하여 소화제 구실을 한다.

지방을 섭취하면 췌장에서 분비되는 지방 분해 효소 리파아제의 작용을 받는다. 지방은 가수 분해되어 지방산과 글리세린으로 바뀌어 흡수된다. 지방 분해 효소의 활동이 부족하면 지방이 분해되면서 설사를 일으키게 된다. 그런데 새우젓에는 강력한 지방 분해 효소 리파아제가 들어 있어 기름진 돼지고기의 소화를 크게 도와주는 것이다.

이런 점에서 돼지고기를 새우젓에 찍어 먹는 것은 맛의 조화와 소화력을 증진시키는 매우 합리적인 음식 배합인 것이다.[32]

표5-1 ● 쇠고기와 돼지고기(100g)의 일반 성분

성분 \ 식품명	돼지고기	쇠고기
열량(kcal)	135.0	116.0
단백질(g)	20.7	22.8
지방(g)	4.6	3.7
비타민A(I.U.)	1.0	1.5
비타민B$_1$(mg)	0.95	0.12

보양 음식 삼계탕

● 여름이 되면 땀을 많이 흘리고 차가운 음료를 과잉 섭취해 체내 조절 기능이 떨어진다. 식욕이 없고 무기력해지며 몸의 저항력이 급격히 떨어져 식중독이나 각종 전염병에 걸리기도 쉽다.

여름철 건강 음식은 허약해진 몸을 보하고 인체의 열과 냉을 조절하는 갖가지 비방과 관련된 것이 대부분이다. 특히 일 년 중 가장 더운 때인 초복, 중복, 말복의 삼복에는 땀을 많이 흘려 몸이 허한 상태가 되기 쉬우므로 삼계탕이나 육개장, 보신탕 등 보하는 음식을 주로 먹었다.[27]

삼복중의 보신 식품으로 손꼽히는 것이 영계백숙이다.

닭고기는 매우 훌륭한 고단백 식품으로 특히 영계가 좋다. 닭은 생후 6개월이면 알을 낳는데 알을 낳기 전을 영계라고 한다. 5~7개월의 영계가 영양가도 가장 높다. 너무 어리거나 알을 낳은 닭은 육질이 질기고 영양도 떨어진다.

영계백숙은 어린 닭을 주재료로 하여 찹쌀, 밤, 대추, 마늘을 부재료로 쓴다. 영계백숙에 인삼을 넣은 것을 삼계탕이라고 한다. 삼계탕은 닭고기와 여러 생리적 효능을 가진 인삼이 조화를 이룬 대표적인 보양 음식이다.

인삼의 학명은 파낙스 진셍(*panax ginseing* C.A.Meyer)이다. 속명

(屬名)인 panax는 희랍어에서 유래한 말로 Pan(萬能)과 Akos(治療)의 합성어인데, 만병통치약이라는 뜻이다.

고려인삼은 수천 년 동안 만병통치약의 영약으로 알려져 왔다. 『신농본초경』에서는 인삼의 약효를 다음과 같이 소개하고 있다.

> 체내의 오장을 보하며 정신을 안정시키고……, 오래 복용하면 몸이 가뿐하게 되어 수명이 길어진다.

지금까지 과학적으로 입증된 인삼의 약효는 다양하다. 스트레스, 피로, 우울증, 심부전, 고혈압, 동맥경화, 빈혈, 당뇨병, 궤양 등에 유효하며 피부를 윤택하게 한다고 한다. 흥미 있는 것은 암세포의 증식을 막는 항암 작용을 한다는 보고이다.

더위도 일종의 스트레스다. 더위라는 스트레스를 받으면 몸 안의 단백질과 비타민C가 많이 소모된다. 따라서 양질의 단백질과 비타민C를 충분히 섭취해야 한다.[32] 더위에서 오는 스트레스를 누그러뜨리는 효과가 있는 인삼을 백숙과 연결시킨 조상의 지혜는 참으로 놀랄 만하다.

불고기를 깻잎에
싸 먹는 이유

● 인체가 생명을 유지하고 건강한 삶을 영위해 나가는 데 필요한 영양소는 약 40여 종에 달한다. 이들 영양소는 체내에서 다양한 역할을 하고 상호 유기적인 관계에 있어 한 영양소라도 과다 혹은 부족하면 균형이 깨지게 마련이다. 그러므로 다양하게 식품을 선택해서 부족한 영양소가 없도록 영양소의 상호 보완 효과를 얻는 것이 바람직하다.[17]

　우리 조상들은 일찍이 이런 지혜를 갖고 '합(合) 음식'을 즐겼다. 그 가운데 대표적인 것이 불고기 같은 육류를 먹을 때 깻잎이나 상추, 쑥갓 등의 채소를 곁들여 쌈을 싸 먹는 것이다. 이는 현대 식품 영양학의 관점에서 보면 완벽한 영양 보완 방법이다.

표5-2
● **쇠고기(한우 100g)의 일반 성분**

단백질(g)	19.8
지방질(g)	6.8
당질(g)	0.2
칼슘(mg)	11.0
인(mg)	142.0
비타민A(R.E.)	7.0
비타민B_1(mg)	0.07
비타민B_2(mg)	0.22

쇠고기는 부위에 따라 성분 차이가 심하다. 옆의 표에서 나타나듯 쇠고기의 주성분은 단백질이다. 칼슘과 비타민A가 매우 적고 비타민C는 전혀 들어 있지 않다. 반면 들깻잎에는 칼슘 215mg, 비타민A 315R.E., 비타민C 46mg 등 쇠고기에 부족한 영양소가 풍부해 함께 먹으면 훌륭한 영양 보강 효과가 나타난다.

생선 비린내를 없애려면?

● 최근 생선을 주식으로 하는 에스키모인에게 암 발생률이 낮게 나타나는 것이 밝혀져 그들의 식습관이 관심의 대상이 되었다.

덴마크 의사인 다이어버그 박사가 덴마크 영토인 그린란드 에스키모인과 덴마크 백인을 대상으로 한 성인병 관련 역학 조사 결과를 보면 생선을 주식으로 하는 에스키모인이 육식 중심의 식생활을 하는 백인과는 달리 암이나 뇌졸중, 고혈압 같은 성인병에 거의 걸리지 않는다는 사실을 알 수 있다.[55]

그런데 많은 사람이 생선의 영양학적 가치는 인정하면서도 비린내 때문에 꺼린다. 비린내는 생선의 종류와 신선도에 따라 다르다. 신선한 바닷고기는 비린내가 약하지만 민물고기는 심하다. 메기나 잉어 같은 민물고기에서 나는 비린내는 피페리딘(pipperidin)과 아세트알데히드(acetaldehyde)가 합해져 나는 것이다.

바닷고기의 냄새는 TMA(Trimethylamine) 때문이다. 신선도가 떨어지면서 강한 비린내가 나는 것은 살에 풍부하던 TMAO(Trimethyl-amineoxide)와 요소가 분해되어 TMA와 암모니아가 생기기 때문이다.[56]

비린내를 없애기 위해서는 구입 즉시 창자와 아가미 등을 제거한 다음 흐르는 물에 피를 씻어내고 바닷물보다 약간 농도가 낮은 소금물로 창자 부분을 깨끗이 닦아 내면 된다(소금물의 농도는 물 세 컵에 소금 한 큰술 정도). 소금물은 살균 효과가 있을 뿐 아니라 틈새의 피까지 빼 준다. 특히 창자 부분을 정성껏 씻는 것이 중요하다.

냉장 보관을 하는 경우에는 손질할 때 배 부분에 칼집을 내지만, 냉동된 것은 조리할 때 칼집을 낸다. 냉동의 경우 물기를 잘 닦아야 한다. 종이타월같이 흡수가 잘 되는 천으로 물기를 닦은 뒤 랩에 싸고 다시 폴리백에 넣어 냉동한다. 금방 먹을 생선의 손질법도 똑같다.

조리를 할 때는 파, 마늘, 생강, 양파, 고추장 등 향이 강한 부재료를 첨가하고 구이, 튀김 등을 할 때는 식초나 레몬즙을 살짝 뿌려 주는 것도 냄새를 없애는 요령이다.

멸치는 '칼슘의 보고'

● 우리 몸에 들어 있는 무기질 중에서 양적으로 가장 많은 것은 칼슘인데 칼슘의 99%는 뼈의 형성에 관여한다.

뼈는 항상 합성과 분해를 일으키는데 아동이나 청소년은 합성량이 분해량보다 크므로 뼈가 성장해 키가 자라게 된다.[17] 그러나 노년기에 이르면 칼슘의 분해량이 증가한다. 이를 보충하기 위해 뼈의 칼슘 손실이 일어나면서 골다공증이 생긴다.

골다공증은 성인에게 나타나는 뼈 질환으로 가벼운 충격에도 뼈가 쉽게 부서지고 회복 또한 지연되는 현상을 말한다. 특히 폐경기 이후의 여성은 뼈의 손실 속도가 빨라 골다공증 위험이 높다.

칼슘과 그 외 영양분의 부족으로 인한 뼈 질환으로 골연화증이 있다. 골연화증에 걸리면 뼈와 골격근이 약해지고 뼈에 통증이 와 보행 등 일상생활을 하는 데도 불편하게 된다. 이는 칼슘 흡수율은 낮은데 배설량이 큰 경우나 임신 기간, 수유기에 요구되는 높은 칼슘량에 비하여 칼슘을 적게 섭취할 경우에 걸린다.

이러한 질환은 완치가 어려우므로 예방이 중요하다. 성장기에는 물론 성인에서 노년기에 이르기까지 우유, 유제품, 비타민D, 멸치, 녹황색 채소 등을 통하여 충분한 칼슘을 섭취해야 한다. 더불어 규칙적인 운동으로 뼈를 건강하게 유지하는 것이 중요하다.

'칼슘의 왕'으로 불리는 멸치는 100g당(멸치볶음 1인분은 약 30g) 1,290mg 정도의 칼슘이 들어 있다. 우유 한 컵(200ml)에 200mg이 들어 있는 것과 비교하면 얼마나 많은 양인지 쉽게 이해가 될 것이다.

　멸치의 품질은 재료의 신선도와 기름의 함량에 따라 크게 좌우된다. 멸치는 뽀얀 빛이 나는 것이 좋다. 검붉은빛이 나는 것은 기름이 산화된 것이다. 또 신선도가 낮은 것은 잘 부서지고 지방이 많은 것은 저장 중에 산화되어 냄새가 난다.[10]

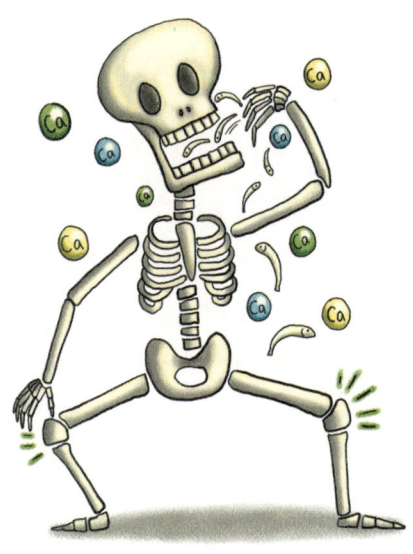

등 푸른 생선 먹으면
머리가 좋아진다

● 고등어는 '바다의 보리'라고 불린다. 이것은 고등어가 보리처럼 영양가가 높고 값이 싸서 서민에게 친근한 생선이기 때문이다. 반면 값싸고 흔해 그 가치만큼 대접받지 못했다. 그러나 요즈음 고등어와 같은 등 푸른 생선이 머리를 좋게 한다 하여 인기 있는 건강식품으로 부각되고 있다. 이는 머리를 좋게 하는 건뇌 식품(健腦食品)으로 알려진 DHA(docosahexaenoic acid)라는 지방산 성분이 등 푸른 생선에 들어 있기 때문이다.

　DHA는 어떠한 작용을 하기에 학습 능력을 향상시킬까?

　동일한 학습을 할 때 DHA가 있으면 DHA 분자 구조의 유연성 때문에 뇌세포가 부드러워지고 활성화되어서 정보 전달이 더 쉽게 된다는 데 근거를 두고 있다. 이러한 특성 때문에 DHA가 들어 있는 생선을 먹으면 머리가 좋아진다는 것이다.

　사람의 뇌는 기억을 관장하는 부위가 위쪽에 넓게 분포되어 있으며, 기억 저장 장소도 끊임없이 변화하는 것으로 알려졌다. 이러한 정보 전달을 맡고 있는 시냅토솜이라는 신경 전달 성분과 이들의 자극 전달에 관계하는 아세틸콜린(acetylcoline)의 작용으로 정보 전달이 가능하다. 따라서 기억력 쇠퇴는 바로 신경 전달 성분인 시냅토솜과 아세틸콜린의 결핍이나 감소 때문에 나타나게 된다. 기억력 증진 의약품이라는 것은 시냅토솜과 아세틸콜린의 보충 그리고 아세틸콜린의 분해, 재생에 관계하는 아세틸콜린에스터라아제의 활성을 증진시키는 것을 의미한다.

12개월 된 흰쥐의 뇌세포를 분획하여 시냅토솜을 분리해서 지방산 조성을 분석하였다. 그 결과 DHA가 시냅토솜의 구성 지방간의 거의 50%나 차지하고 있다는 아주 흥미로운 사실이 밝혀졌다. DHA가 간장, 신장, 폐 등 일반 장기의 지방산에서는 거의 찾아볼 수 없거나 아주 조금 있을 뿐인데도 불구하고 기억, 학습 등 사고를 요구하는 뇌세포에 많이 있다는 사실은 결국 DHA가 기억, 학습 능력의 발현에 깊이 관여하고 있다는 것을 의미한다.[55]

이외에도 DHA는 혈중 콜레스테롤을 낮추고 동맥경화증 등의 심혈관계의 병을 예방한다. 최근에는 암을 예방하는 작용을 한다고 보고되고 있다. 그래서 DHA 성분을 넣은 정제 우유, 요구르트, 달걀 등 여러 종류의 건강 보조 식품이 쏟아져 나오고 있다.

다른 영양소도 마찬가지지만 DHA도 가공 식품보다는 자연식품인 생선을 통해서 섭취하는 것이 가장 바람직하다.

청산가리보다 강한
복어의 독

● "그 맛, 죽음과도 바꿀 가치가 있다."

11세기 송나라의 대시인 소동파가 복어를 먹고 한 말이다.

'복어는 먹고 싶고 목숨은 아깝고…….'

예로부터 일본에서 전해져 온 말이다.⁸

복어는 기막힐 정도로 맛이 있지만 무서운 독소를 가지고 있다. 얼마 전까지만 해도 복어를 잘못 먹고 죽은 사람의 이야기가 심심찮게 신문에 등장하곤 했다.

복어의 내장, 특히 알(난소)에 있는 맹독은 '테트로도톡신'이라는 것으로 때로는 수놈의 곤(이리)에도 섞여 있다. 테트로도톡신은 복어의 학명인 테트로와 독을 말하는 톡신을 붙인 것으로 치사율이 60%나 된다. 1909년에 일본의 다하라 박사가 발견했고, 1950년에는 결정(結晶)으로 추출하는 데 성공했다. 1964년에는 화학 구조가 판명되었으며, 1970년에는 복어 독(毒)의 합성에 성공했다.

맹독성 물질인 테트로도톡신은 가열하거나 햇볕에 쬐어도 없어지지 않고, 면역 혈청으로 해독할 수도 없다. 이 독은 동물의 중추와 말초 신경에 작용하여 지각 이상, 운동 장애, 호흡 장애, 혈류 장애를 일으킨다. 사람의 몸속에서 분해와 흡수가 빠른 것이 특징인데 극히 소량으로도 1~8시간이면 죽음에 이른다.

독이 조금이라면 미나리가 해독할 수 있다는 말이 있는데, 이는 절대로 불가능한 일이다.[7]

복어의 독은 겨울에 늘기 시작해서 산란기인 5~7월에 최고에 달한다. 살아 있거나 죽었거나 복어의 독성은 변하지 않는다. 테트로도톡신의 독성은 청산가리보다 13배나 강해 0.5mg만 먹어도 목숨을 잃게 된다. 독이 강한 시기에는 한 마리가 가진 독으로 열 명 이상의 목숨을 빼앗을 수 있다. 복어 ·중독은 식후 20~30분, 늦어도 2~3시간 후면 나타난다. 경과도 빨라 심한 경우에는 증세가 나타난 지 10분 이내에 사망하기도 한다. 중독 증상이 나타난 후 8시간 동안 생명을 유지하면 회복할 가망이 있다고 한다.

복어는 가정에서 조리하기 힘들며 면허 있는 조리사가 조리한 것을 먹어야 안전하다.

복어의 계절은 11월에서 다음해 2월까지로 알려져 있는데 그때가 가장 맛이 좋다. 꽃이 피면 독성이 강해지고 맛이 떨어지므로 먹지 않는 것이 좋다.[10]

새우는 정력제

● 예로부터 새우는 신장을 강하게 해서 남성의 양기를 북돋워 주므로 총각은 삼가야 한다는 말이 있다. 중국에서는 혼자 여행할 때 여행지에서 새우를 먹지 말라는 말이 의서를 통해 전해 올 정도다.

새우가 강장 식품으로 손꼽히는 것은 양질의 단백질과 칼슘을 비롯한 무기질, 비타민B 복합체 등이 풍부하기 때문이다. 또 왕성한 번식력 때문이기도 한데 한번에 10만 개 이상을 산란하는 것도 있어서 물고기의 먹이이면서도 멸종되지 않는다.[32]

종류에 따라 차이가 있으나 주성분은 단백질로 중간 크기의 새우 생것에는 100g당 20.1g, 말린 것에는 54.4g이나 들어 있다. 더욱이 메치오닌, 라이신을 비롯한 여덟 가지 필수 아미노산이 골고루 들어 있다. 필수 아미노산 외에도 글리신이라는 아미노산과 베타인이라는 성분이 새우의 독특한 단맛을 낸다. 베타인은 맛이 좋을 뿐 아니라 강장효과가 있고 콜레스테롤 수치를 감소시키는 작용도 한다고 해서 최근 화제를 모으고 있다.

새우의 영양 성분을 보면 단백질은 16~18%, 지방산 0.6~1.5%, 그리고 무기질이 1.5~4% 정도 들어 있다.

흔히 새우를 콜레스테롤 식품으로 알고 있다. 콜레스테롤 함량이 다른 생선에 비해 낮은 것은 아니지만 새우에 들어 있는 콜레스테롤은

HDL 콜레스테롤이 주종이다. 보통 우리가 콜레스테롤이라 하는 것은 LDL 콜레스테롤인데 이것은 세포 속으로 들어가 동맥경화나 심근경색을 유발하는 원인이 된다. 하지만 HDL 콜레스테롤은 체내 조직에 침착되어 있는 LDL 콜레스테롤을 떼어 내 간으로 운반하여 담즙산과 담즙산염으로 변화시킨다. 그런 다음 육류의 소화 흡수 등에 관여하고 체외로 배설시키는 작용을 한다.[8] 그러므로 콜레스테롤이 걱정되어 새우를 너무 기피할 필요는 없다.

표5-3 ● 새우의 종류와 특성 [2]

종류	몸길이	빛깔	특징
대하	30~40cm 정도	옅은 분홍빛	보리새우과에 속하며 우리나라에서 잡는 새우 중 가장 크다. 수명은 일 년으로 봄에 태어난 새끼는 여름에 7~8cm로 자라, 겨울에는 깊은 바다에서 자란다. 4~5월에 알을 낳기 위해 육지 가까이 접근하는데 이때 많이 잡힌다. 맛이 좋아 고급 요리에 쓰인다.
보리새우	25~30cm 정도	옅은 밤빛에 조금 푸른빛을 띰 (배에 남빛 고리가 한 개씩 있음)	보리새우과에 속하는 바다 새우로, 몸은 매끄럽고 둘째 더듬이가 몸보다 길다.
징거미새우	10cm 정도	암녹색 또는 암회색	민물 새우의 일종이다. 수컷은 둘째 다리가 길어 몸길이의 1.5배쯤 되고 끝에 집게발이 있다. 물이 잘 마르지 않는 개울의 돌 밑에 산다.
물새우	3.5cm 정도	황록색 (말린 것은 붉은색)	생이, 애새우, 토하라고도 불린다. 갑각류에 속하는 새우의 일종으로 우리나라와 일본에 분포하며 담수나 연못 등의 풀숲에 서식한다. 주로 젓(토하젓)을 담근다.

조개구이 열풍

● 생맥주에 오징어, 땅콩이 주안주이던 학교 근처 호프집이 꼬치구이집으로 바뀌더니 요새는 조개구이집으로 바뀌었다. 시내 곳곳에 조개구이집이 눈에 띄게 늘고 있다. 쫄깃하게 씹히는 감촉과 다른 식품이 갖지 않은 들큼한 맛, 물리지 않는 시원한 국물은 조개구이가 인기를 끄는 비결이다.

조개류는 종류에 따라 조금씩 차이가 있지만 지방이 적고 단백질 함량은 높으며 철분, 칼슘, 인 등의 무기질과 비타민A 등 각종 영양소가 풍부하다. 칼로리는 비교적 낮아 비만을 걱정하는 사람에게도 알맞다.

여름철에도 조개를 먹을 때 가장 걱정스러운 것이 장염 비브리오균에 의한 식중독이다. 비브리오균 식중독은 7~9월에 집중적으로 발생하는데, 비브리오균은 열에 약해 60℃에서 15분 정도 가열하면 모두 죽는다. 그러므로 깨끗이 씻어 구워 먹거나 익혀 먹으면 된다.

이외에도 어패류를 다루는 조리 기구나 그릇 등을 잘 씻고 소금물이나 맹물에 담가 충분히 모래를 뺀 뒤에 조리해야 한다. 또 가열 조리했더라도 오래 두지 말고 바로 먹는 것이 좋다.

조개류는 헤엄쳐 다니는 물고기와 달리 한곳에 서식하므로 주위가 오염되면 될 수록 질이 떨어진다. 따라서 산지를 확인할 수 없는 한, 안전한 것을 고르기가 어려우므로 손질을 잘 해야 한다.

모시조개나 바지락을 사면 가장 먼저 해야 할 일은 모래를 빼는 일이다. 모시조개는 소금물, 바지락은 맑은 물에 하룻밤 담가 둔다. '모래 뺀 것'이라 써서 팔고 있는 것이 많은데 이것 역시 집에서 30분 정도는 물에 담가 놓는 게 좋다.

모래를 뺀 뒤, 그대로 국물에 넣어서는 안 된다. 조개껍데기는 뜻밖에 많이 오염되어 있어 이물질이 붙어 있기도 하다. 그러므로 수돗물을 틀어 놓은 다음, 조개를 손에 쥐고 싹싹 비비면서 씻어야 한다. 적어도 두세 번은 반복해야 한다. 그렇게 하지 않고 곧바로 국을 끓이면 냄비 바닥에 이물질이 떨어져 있는 것을 볼 수 있는데 위생은 물론 미관상으로도 좋지 않다.

조갯살은 흐르는 물에 흔들어 씻는다. 소쿠리에 담아 소금을 조금 뿌리고 바가지 속에서 흔들어가며 미끈미끈한 점액을 씻어 낸다. 개량조개 등으로 회를 뜰 때는 소쿠리에 담아 끓는 물에 담갔다가 뺀 다음 곧바로 찬물에 식히고 물기를 뺀다.

달걀과 콜레스테롤

● 1973년 경주시 황남동 155호 고분의 유물함에서 토기에 담긴 달걀 20여 개가 출토됨으로써 우리나라에서 달걀을 먹은 역사가 얼마나 오래되었는지 입증되었다. 신라 시조 박혁거세, 석탈해, 김수로왕, 주몽은 모두 닭에 얽힌 설화를 갖고 있다.

달걀은 예로부터 영양분이 많은 식품으로 취급되었다. 40대 이상 중장년층이라면 달걀 꾸러미를 어른들 생신 선물로 들고 갔던 일이나 달걀부침이 가장 좋은 도시락 반찬이었던 것을 기억할 것이다. '완전 식품'으로 대접받던 달걀이 최근 콜레스테롤 함량이 높다 하여 '기피 식품'으로 여겨지는 것을 보니 격세지감이 느껴진다.

콜레스테롤은 우리의 생명을 유지하는 데 없어서는 안 될 영양 성분이다. 신체를 구성하는 세포막의 중요한 성분이며 성호르몬, 스트레스에 대항하기 위한 호르몬, 병으로부터 몸을 지키는 호르몬의 구성 성분이다. 쓸개의 담즙을 만드는 데도 중요한 역할을 한다. 문제는 우리 몸속에 콜레스테롤이 알맞은 농도로 있어야지 지나치게 많거나 모자라서는 안 된다는 것이다.

달걀에는 약 6g의 지질과 260mg의 콜레스테롤이 있는데 모두 노른자에 있다. 이처럼 콜레스테롤이 풍부하기에 달걀이 혈중 콜레스테롤에 미치는 영향에 대해 많은 연구가 이루어졌다.

로렌스 킨셀 박사는 콜레스테롤 수치가 높은 환자에게 매일 10개나 16개 혹은 32개의 달걀노른자에 함유된 지질과 순수한 콜레스테롤 60g을 투여하는 임상실험을 했다. 그런데 레시틴의 생성에 필수적인 모든 영양소가 식사로부터 공급된 경우에는 어떤 경우에도 혈중 콜레스테롤 수치가 전혀 증가하지 않았다.

레시틴은 비타민F라 불리는 필수 지방산과 인, 콜린, 이노시톨이 결합된 복합 물질이다. 이는 혈액에 존재하는 콜레스테롤을 분해하여 에너지로 전환시켜 줌으로써 혈중 콜레스테롤 농도를 낮춰 주는 작용을 한다.

재미있는 사실은 레시틴이 달걀노른자에서 처음 발견되었다는 것이다. 콜레스테롤 함량이 높은 달걀을 먹어도 혈중 콜레스테롤이 상승하지 않는 가장 큰 요인은 바로 달걀노른자에 들어 있는 레시틴 때문이다.

우리 몸은 식사할 때 콜레스테롤을 전혀 섭취하지 않으면 콜레스테롤을 많이 섭취했을 때보다 더 많은 콜레스테롤을 생성한다. 따라서 하루에 서너 개의 달걀을 먹는 것은 별 문제가 되지 않는다.[57]

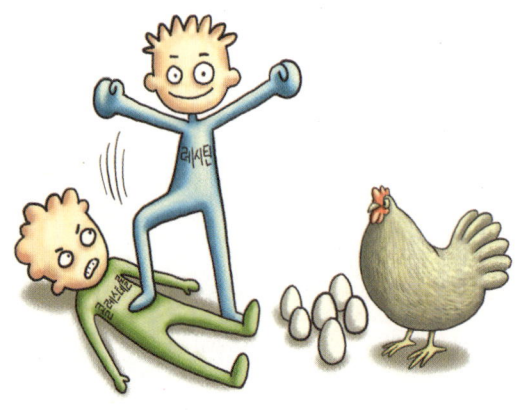

6

해조류
설탕류

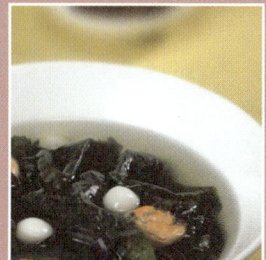
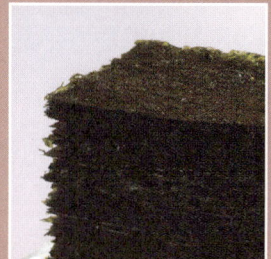
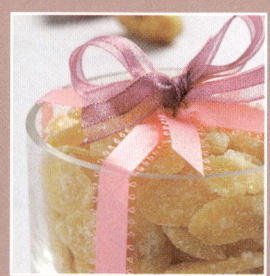

다시마는 불로초?

● 진시황이 그토록 원했던 불로초는 과연 무엇일까?

풀 중에서 생리와 약리 작용이 가장 탁월한 인삼이 불로초로 꼽히지만 다시마도 이에 못지않다. 학자들도 다시마의 우수성에 대해 많은 의견을 제시하고 있다. 해조류에 관한 여러 연구 결과를 보면 다시마는 생리 효과를 가지고 있어 성인병과 노화 예방에 효과가 있다.

다시마는 삼국 시대부터 널리 식용해 온 해조류로 길이는 2~4m, 폭은 20~30cm 내외이며 황갈색 또는 흑갈색의 띠 모양을 이룬다. 잎바탕은 두껍고 거죽이 미끄러우며 약간 쭈글쭈글한 무늬가 있다. 대개 짧고 굵은 줄기로 간조선의 바위에 붙어 살며 거제도와 제주도, 흑산도 등지에서 많이 난다.

말린 다시마에는 단백질이 7%, 지방이 0.5%, 당질이 44%이며 무기질이 28%로 대단히 많다. 무기질 중 특히 칼슘과 철이 풍부한데 다시마의 칼슘은 소화, 흡수가 대단히 잘된다. 미역과 마찬가지로 갑상선 호르몬 합성에 필수적인 요오드도 풍부하고 비타민C도 많다. 단백질의 주성분은 글루탐산으로 감칠맛을 낸다.[58]

다시마에는 알긴산이라는 당질이 20% 정도나 들어 있는데 거의 소화가 되지 않는다. 그런데 이 알긴산은 장의 연동 운동을 돕고 수분을 보유하는 성질이 있어 변비에 좋다. 알긴산은 생체 대사 과정 중 혹은 오염, 공해, 중금속, 농약에 노출될 때, 인스턴트식품 섭취에 따른 식품 첨가물의 흡수나 합성 의약품의 남용, 그리고 방사선 조사 등에 의하여 생기는 히드록시라디칼이나 수퍼옥시드라디칼 등의 활성 산소를 효과적으로 억제한다고 한다. 또 장기간 섭취하면 성인병과 노화의 원인인 과산화지질의 생성을 효과적으로 억제한다고 한다.[2]

다시마를 조리할 때는 깨끗한 헝겊으로 펀펀하게 펴서 소금기를 털어 내고 사용해야 한다. 다시마는 튀각 다시마, 산자, 차 등으로 널리 이용되고 있다.

좋은 다시마 고르는 법 [59]

- 한 장씩 반듯반듯하게 겹쳐서 두껍게 말린 것
- 빛깔이 붉게 변하지 않고 잔주름이 가지 않는 것
- 검은색에 약간 녹갈색을 띤 것

검은 종이, 김의 비밀

● 1990년 초 독일에서 공부할 때 현지 음식에 싫증을 느낀 때가 있었다. 그래서 밥 먹는 시간도 아낄 겸 도시락을 싸 가지고 다녔다. 도시락이라야 먹기 편한 일회용 김구이에 밥을 말아 먹는 게 고작이었는데 서양 친구들 눈에는 매일 '검은 종이'를 먹는 게 무척 신기해 보였던 것 같다. 어쩌다 김이 안 보이면 왜 오늘은 검은 종이를 먹지 않느냐고 의아해 했다.

김(purple laver)은 인류가 이용한 해조류 중에서 가장 오래된 것으로 자연 번식으로는 그 수요를 감당하지 못해 오래전부터 양식하고 있다.

우리나라에서는 서남 연해 특히 다도해 지방에서 많이 양식된다. 얇은 엽상이고 길이 25cm, 폭 20cm 정도 크기로 건조하여 이용하며 광택과 향기로운 바닷물 냄새를 특징으로 한다.

김 100g에 1.2~1.6g이나 함유되어 있는 아미노산의 일종인 타우린(taurine)은 콜레스테롤을 감소시키고 간의 작용을 보조하여 간을 강화한다. 신경의 흥분을 진정시키고 암의 예방과 치료에도 이용된다. 탄수화물은 한천이 주성분이고 그 외에 헤미셀룰로오스 같은 다당류가 들어 있다.[60]

김은 비타민 섭취가 부족한 겨울철에 비타민의 좋은 공급원이 되며 무기질이 풍부한 알칼리성 식품이어서 동맥경화, 고혈압 예방에 좋다. 또 아미노산인 시스틴과 탄수화물인 만닌 등이 식욕을 돋우는 독특한 향기와 맛을 낸다.[59]

최근 심장병이나 뇌졸중에 효과가 있다고 하여 주목을 끌고 있는 EPA(eicosa pentaenoic acid)도 김 한 장(약 3g)에 30~40mg이나 함유되어 있다.[60]

김은 빛깔이 검고 윤기가 흐르는 것이 좋다. 또 잡티가 없어 손으로 만져 보았을 때 매끄러워야 한다. 백 장짜리 묶음 한 톳의 끝을 잡았을 때 마치 습자지 뭉치가 늘어지듯 부드럽게 꺾어지며 표면에 구멍이 거의 없이 촘촘한 것이 좋다.

좋은 김을 고르는 더욱 확실한 방법은 잘게 찢어 물에 녹여 보는 것이다. 좋은 김은 물에 넣으면 바로 풀어져 풀같이 된다. 그러나 나쁜 김은 한참 지나야 풀어진다. 건져냈을 때 물이 맑으면 좋은 김이고 물이 걸쭉하면 나쁜 김이다. 구웠을 때는 청록색으로 변하는 것이 상품이다.

마른 김은 습기와 햇빛에 약하다. 개봉한 채로 두면 맛과 향이 떨어지므로 보관을 잘해야 한다. 마른 김은 습기를 잘 빨아들이므로 눅눅해지지 않도록 보관하는 것이 중요하다. 일단 습기가 차거나 햇빛에 노출되면 엽록소가 분해되고 피코에리스린이라는 색소가 변해 적갈색으로 된다. 한번 색이 변하면 원상태로 되지 않는다.

하지만 잘만 보관하면 일 년이 지나도 맛있게 먹을 수 있다. 먹을 만큼 꺼내고 나머지는 통김 그대로 김 크기에 맞는 통에 보관한다. 통에 여분 공간이 있으면 습기가 차기 쉬우므로 빈 공간은 빽빽하게 채워 넣는 것이 좋다. 김을 넣기 전에 습기 제거를 위해 마른 종이를 한 겹 깐 뒤 넣는 것이 좋다. 오래 보관하려면 통 주위를 테이프로 밀봉해 서늘하고 그늘진 곳에 보관한다.

냉장고에 보관할 때는 꺼내기 쉽게 열 장씩 비닐봉지에 넣는데, 두 번 정도 감싸는 것이 좋다. 그런 다음 종이봉투에 한 번 더 넣어 봉한 뒤 냉동실에 보관한다. 기름에 잰 김 역시 비닐봉지에 넣어 냉동실에 보관하면 기름의 산패를 최대한 막을 수 있다.

아기 낳으면
왜 미역국 먹나?

● 산후와 생일날 하면 으레 미역국이 연상된다. 산모의 산후 조리를 염려해 미역을 선물하는 풍습은 오래되었다. 현대 식품 과학을 공부하면서 조상의 전통적 식습관의 과학성에 감탄을 금치 못하는 경우가 종종 있는데 산후 조리를 위해 미역국을 먹는 것도 그중 하나이다.

산모가 미역국을 먹는 이유는 무엇일까?

미역에는 요오드가 100mg%나 들어 있다. 요오드는 갑상선 호르몬인 티록신(thyroxine)을 만드는 데 필요한 성분으로 체내 요오드의 50% 정도가 갑상선에 존재한다. 티록신은 심장과 혈관의 활동, 체온과 땀의 조절, 신진대사를 증진시키는 작용을 한다. 그러므로 신진대사가 왕성한 임산부에게는 평소보다 많은 요오드가 필요하다.[40] 출산 후 갑자기 뚱뚱해지는 이가 있는데 산후에 요오드를 충분히 섭취하지 못해서일 수 있다.

미역은 혈액을 맑게 해 주는 청혈제(淸血劑)이며 요오드가 풍부하고 칼슘 함량이 많아 산후 자궁 수축과 지혈의 역할을 하기도 한다. 칼슘은 골격과 치아 형성에 필요한 성분으로 젖을 통하여 아기에게 전달되므로 산후 조리 식품으로 제격이다.[62]

산모는 변비가 생기기 쉬운데 미역에는 점성 다당류인 알긴산이 들어 있어 장벽을 자극하여 장의 운동을 활발히 해 주고 배변을 쉽게

해 준다. 알긴산은 미역의 미끈미끈한 점액 성분의 주류를 이루는 것
으로 위 속에 들어가면 부풀어 배가 꽉 찬 느낌이 들게 해 식욕을 억제
하므로 비만을 막는 효과도 있다.

천연 변비약, 한천

● 그 시대의 문화를 가장 정확하게 표현하는 것 가운데 하나가 바로 광고이다. 그래서 외국에 나가 현지 분위기를 가장 빠르게 파악하는 방법은 TV 광고를 보는 것이라는 얘기도 있다. 의약품 광고를 보아도 예전에는 소화제 광고가 대부분이었으나 최근에는 뇌졸중, 골다공증 치료제 등 전에 별로 관심을 갖지 않던 질병에 대한 광고가 늘어나는 추세이다.

그중 눈에 띄는 것이 변비약 광고이다. 김치, 나물, 해조류가 주요한 부식인 한국인에게 변비는 거의 드문 질병이었다. 그러나 점차 식생활이 서구화되고 가공 식품의 소비가 늘면서 변비의 고통을 호소하는 사람이 늘어났다.

아무리 좋은 약이라도 천연의 식품보다 뛰어날 수 없는 법이다. 그런 의미에서 천연의 변비 치료제로 손꼽는 한천에 대해 알아보자.

한천은 홍조류인 우뭇가사리 등이 원료이다. 우뭇가사리(Ceylon moss)는 10~15cm 크기로 우리나라 연안뿐 아니라 전 세계에 분포되어 있다.

이 우뭇가사리를 끓여서 나오는 즙을 분리하여 응고, 동결시킨 것을 녹여 불순물을 제거하고 잘 건조시킨 것이 한천이다.

한천(寒天)은 예로부터 여러 형태의 식품으로 이용되어 왔다. 특히 바다 가까이 사는 사람들이 항상 먹던 식품으로 장수촌으로 지목되는 마을 사람들은 거의가 풍부한 해조류식을 즐겨 왔다.

표6-1
● **우뭇가사리의 일반 성분**

단백질(%)	2.3
지방질(g%)	0.1
당질(g%)	74.6
칼슘(mg%)	523.0
철(mg%)	7.8

한천은 일본, 미국, 영국 등에서 오래전부터 만성 변비 치료에 사용되었으며, 특히 정장(整腸) 효과가 크다고 믿었다. 이런 믿음은 회교 국가 사이에도 널리 퍼져 있어 단식을 습관으로 하는 신자들이 약해진 위장을 보호하기 위해 식사 전에 한천을 먼저 섭취하는 습관이 널리 보급되어 왔다.

한천은 식이섬유를 81.29% 함유하고 있는 다당류 난소화성 식품이며 물과 친화성이 강하여 건조 상태에서 250배에 달하는 물을 흡수한다. 한천에 함유된 수분은 위장이나 소장 등 소화관 내에서도 흡수되지 않고 배설된다. 그래서 소화관 내의 연동 운동을 촉진하여 장관 내의 내용물 통과 시간을 단축시키고 유해 물질을 흡착하여 소화관 벽과의 접촉 시간을 단축시키는 역할을 한다.

한천은 혈중 콜레스테롤의 증가를 억제하며 식사 중의 잉여 콜레스테롤을 체외로 배설시킬 뿐 아니라 체내에 잔존하고 있는 여분의 콜레스테롤도 담즙산의 형태로 흡착, 배설함으로써 체내 콜레스테롤의 절대량을 감소시킨다.[63]

사탕과 충치

● 아이든 어른이든 몸이 아파 병원을 가게 될 경우 가장 내키지 않는 곳 가운데 하나가 아마 치과일 것이다. 어릴 적 이를 갈 때도 어머니께서 실을 매어 뽑아 주시면 지붕에 던지는 것으로 치료(?)를 간단히 끝냈을 뿐 치과에 간 기억이 별로 없는데 요새 아이들은 치과를 자주 찾는 것 같다. 유난히 단것을 좋아하는 둘째 아이가 충치가 많아 바쁜 시간을 쪼개 치과를 데리고 다니느라 애를 먹었는데 비용도 만만치 않게 지불해야 했다. 이처럼 충치가 많이 생기는 것은 식생활의 서구화로 당분이나 인스턴트식품 섭취가 늘어났기 때문이다.

사탕은 설탕을 주원료로 하여 물엿, 전분류, 난백, 유지류, 유기산, 식용 색소, 향료 등을 넣고 굳힌 것으로 충치를 유발하는 직접적 원인이 되는 식품이다. 충치의 발생은 구강 미생물에 의해 탄수화물이 분해되면서 일어나는데 입 안에 탄수화물이 있거나 치아 표면에 설탕이 붙어 있을 때 생긴다.

식사한 지 약 2~3시간 후면 우리의 눈으로는 거의 확인할 수 없는 소위 '플라그'라는 치면 세포막이 치질 위에 생성된다. 이 플라그는 구강 미생물과 당분으로 구성되어 있다. 미생물이 당분을 영양원으로 삼아 번식하여 산을 생성하고 이 산이 치면 세포막(에나멜질)을 부식시키는 것이다. 물론 설탕뿐 아니라 전분질 같은 당질도 구강에 얼마나 오랫동안 머물러 있느냐, 얼마나 자주 먹었느냐, 치아에 부착해서 산을 생성하느냐에 따라 충치 발생의 원인이 된다.

설탕은 농축된 상태로 되어 있고 점성이 강해 치아에 견고하게 부착하는 성질이 있어 충치의 주원인으로 지적된다. 특히 끈적끈적한 당류 제품(초콜릿, 알사탕, 건포도)은 구강을 가볍게 지나가는 가당 청량음료(콜라, 사이다)에 비해 충치 유발 가능성이 크다. 가당 음료수도 비록 점착성 식품은 아니지만 설탕을 다량(약 10%) 포함하고 있어 충치 유발에 크게 관여한다. 일반적으로 구강 미생물의 생육이 가장 활발한 시점은 설탕을 먹고 난 다음 20분 이후이다.[59]

그러므로 음식을 먹은 뒤 바로 양치질하는 습관을 가지는 것이 충치를 예방하는 방법 가운데 하나이다.

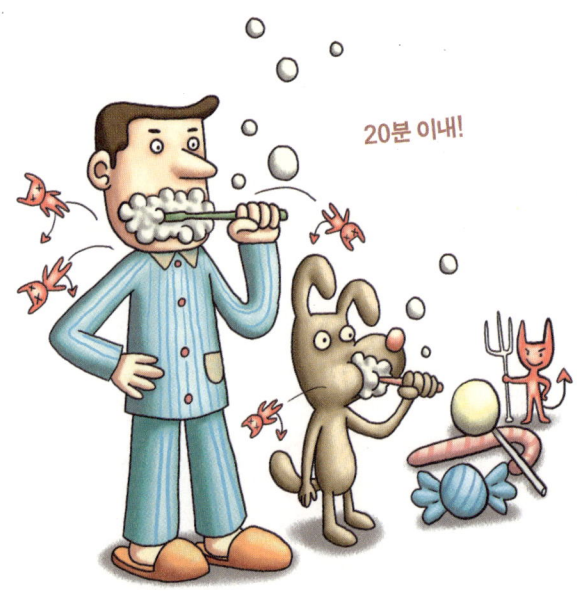

20분 이내!

인공 감미료는 안전한가

● '단것이 먹고 싶다.' 당뇨병 환자라면 누구나 원하는 바이다. 그러나 혈당 조절을 해야 하는 당뇨병 환자가 단것을 마음껏 먹을 수는 없다. 대신 당뇨병 환자에게는 설탕과 같은 단맛을 즐길 수 있는 아스파탐계 감미료가 허용되고 있다. 이러한 인공 감미료는 체중 조절을 목적으로 다이어트하는 사람들도 많이 이용하고 있다.

인공 감미료는 화학적으로 합성된 것으로 뇌를 자극해 설탕보다 수백 배의 강한 단맛을 느끼게 한다. 그러나 영양소는 들어 있지 않아 거의 무칼로리이다.

커피 설탕 한 티백 → 28kcal
당 알코올 1g → 4kcal(단맛은 설탕의 2배)

아스파탐계 감미료는 설탕보다 200배 강한 단맛을 낸다. 열에 약하고 열량은 1g당 4kcal이다. 단, 사카린(saccharin), 사이클로메이트는 암을 유발하므로 제한한다.[64]

인공 감미료는 설탕처럼 식원병을 유발시키는 데 직접적인 관계가 없으며 충치를 유발시키지도 않는다. 그러나 이러한 제품을 오래 먹으면 우리가 오늘날 알지 못하는 건강상의 위해를 유도할 수 있다는 의

문이 제기돼 왔다. 동물 실험에서도 과도한 양의 인공 감미료로 동물을 사육했을 때 암을 유발할 가능성이 있음이 나타났다. 그러나 인간에게서도 이와 같은 현상이 일어나는지에 대한 증거는 아직까지 없다.

아스파탐(aspartame)은 청량음료나 후식류, 추잉껌(chewing gum), 가열하지 않은 식품에 많이 사용된다. 열을 받으면 다른 단백질과 마찬가지로 변성하여 단맛이 소실되므로 오래 가열하거나 굽는 조리법은 바람직하지 않다. 감미료 자체로도 판매되는데 우리나라에서는 '그린스위트', '화인스위트' 등이, 미국에서는 'Nutra Sweet', 'Equal' 등이 판매된다. 예를 들면 그린스위트는 2.5%의 아스파탐을 함유하고 있는데 단맛은 설탕의 5배 정도이다.

희귀 질병인 페닐케톤뇨증(phenylketonuria) 환자는 간에서 페닐알라닌을 타이로신(thyrosine)으로 전환시키는 능력이 제한되어 있으므로 페닐알라닌을 함유한 아스파탐이 들어 있는 식품은 피해야 한다. 대사되지 않은 페닐알라닌이 몸속에 축적되어 여러 부작용을 일으키기 때문이다.

우리나라의 경우 아스파탐이 들어 있는 제품은 원료명 목록에 그 명칭과 용도, 즉 아스파탐 등의 합성 감미료를 표기하도록 규정하고 있기에 제품 구입시 아스파탐이 들어 있는지를 알 수 있다. 미국의 경우 원료명 목록에 기록함은 물론 아스파탐이 들어 있는 모든 제품은 '페닐알라닌을 함유함'이라는 문구를 부착하여야 하며, 가정에서 설탕의 매체물로 사용되는 제품은 '요리나 굽는 경우에 사용하지 말 것'이라는 문구를 부착해야만 한다.[27]

솔비톨은 감미도가 설탕의 60% 정도이지만 대신 상쾌함과 청량감을 준다. 이러한 특징 때문에 신선도 유지를 위한 습윤 조정제, 냉동식품의 수분 증발 방지제, 입맛 향상을 위한 식미 향상제 등 다방면에 사용된다. 식품에는 과자와 캔디, 과일 통조림, 청량음료, 어묵 등에 다양하게 사용되고 있다.

파라티노스는 충치가 생기는 것을 억제하는 특성이 있어 초콜릿, 사탕, 음료, 빙과류에 설탕 대신 사용하고 있다. 단맛이 설탕의 40% 정도 밖에 안 되는 것이 단점이다.

자일리톨은 볏짚 등 식물에서 추출되는 감미료로 치아 세균막을 줄이는 효과가 있는 것으로 알려져 있다. 구강 세균의 성장을 방해하며 세균막의 증가에 중요한 역할을 하는 불용성 글루칸 등의 형성을 억제한다. 그래서 주로 껌에 사용하고 있으며 최근에는 식혜에 설탕 대신 사용한다. 치아의 제일 바깥 면에 무기질을 침착시키는 작용도 한다. 유럽의 치과 의사 협회에서는 설탕 성분의 50% 이상을 자일리톨로 대체한 식품에 대해 각국 치과 의사 협회가 치아에 좋은 식품으로 선정하여 마크를 부착케 하는 제도를 시행하고 있다.

스테비오사이드는 국화과에 속하는 남미 원산의 스테비아 잎에서 추출한 감미료로 백색의 흡습성 결정이다. 일본과 남미 등에서 많이 사용하고 있으며 드링크제나 껌, 소스, 시럽 등에 폭넓게 사용되고 있다. 일본에서는 스포츠 음료인 '포카리스웨트'에 사용하면서 음료용 감미료로 선풍적인 관심을 끌었다. 설탕과 반씩 혼합할 때 맛도 향상되고 가장 좋은 단맛을 낼 수 있다.[65]

올리고당이 뜬다

● 건강에 대한 관심이 날로 커지면서 변비와 충치 예방에 효과가 있는 올리고당 감미료가 설탕 대용으로 인기를 끌고 있다. 액상 불고기 양념, 아이스크림, 요구르트 등에도 올리고당을 첨가한 제품이 크게 늘고 있으며 최근 소주 시장에 새바람을 일으키고 있는 '고급 소주' 역시 '올리고당 함유'를 내세우고 있다.

올리고당 감미료는 설탕에 비해 칼로리가 적고 체내 장 기능을 활성화시키는 '기능성 감미료'이다. 장내 수분 함량을 많게 해 변비 예방에 큰 도움이 되며 비피더스균과 같은 몸에 유익한 균의 번식을 촉진하는 효과가 있다. 충치 발생의 원인이 되는 산의 발생량이 극히 적어 충치 유발을 억제하는 효과를 지닌 점도 설탕 등 기존 감미료와의 차이점이다.[66]

올리고당류는 설탕, 전분, 유당 등을 주원료로 하여 효소로 당화시키거나 압출해 얻은 당액을 가공한 것을 말한다. 주원료를 기준으로 분류하면 프락토올리고당, 이소말토올리고당, 갈락토올리고당, 말토올리고당, 기타 올리고당 등으로 나눌 수 있다.

프락토올리고당은 전분 또는 전분질 원료에 효소를 작용시켜 포도당 분자가 분자 결합되도록 해서 얻은 당액을 여과, 정제, 농축한 액상 또는 분말상을 말한다.

갈락토올리고당은 유당 또는 유당질 원료에 효소를 작용시켜 얻은 전이 갈락토올리고당액 또는 대두에서 추출한 라피노스, 스타치오스의 당액을 여과, 정제, 농축한 액상 또는 분말상의 것을 말한다.

말토올리고당은 전분 또는 전분질 원료에 효소를 작용시켜 얻은 당액을 가공한 액상 또는 분말상의 것을 말한다.

이외의 올리고당은 기타 올리고당으로 분류한다.[67]

젖당으로 만든 갈락토올리고당은 비피더스균의 활성 효과가 높으나 값이 비싸 일부 유산균 발효유에만 사용되고 있으며, 설탕으로 만든 프락토올리고당은 과자류, 아이스크림, 조미료, 캔 커피 등의 음료 제품에 많이 사용되고 있으나 산도가 높거나 뜨거운 음식을 조리할 때 올리고당이 파괴되는 단점이 있다. 전분으로 만든 이소말토올리고당은 된장, 간장 등 전통 발효 식품에 많이 이용되고 있다.[65]

올리고당은 단당류의 40% 정도에 해당하는 1g당 1.5kcal의 열량을 내는 저칼로리 소재이다. 섬유소와는 달리 장내 세균에 의해 더 잘 이용되며, 특히 이소말토올리고당과 대두 올리고당은 1g당 3.0kcal 이상의 열량을 내서 생체 이용률이 매우 높다. 생성 열량이 적어 기존의 감미료를 대체할 수 있을 뿐만 아니라 정장 작용을 함으로써 암 예방과 노화를 억제하는 효능을 지녀 관심을 끌고 있다.[23]

올리고당 감미료는 슈퍼마켓 등에서 살 수 있으며 커피, 우유 등에 타서 먹거나 이유식, 요리 등에도 설탕이나 꿀 대신 넣으면 된다. 올리고당 감미료를 물에 타서 설탕물처럼 마실 수도 있으나 체질에 따라 많이 먹었을 경우 설사 등의 부작용이 있을 수 있다.

올리고당의 생리적 효능 [23]

● 장내 균총의 개선 효과

장내 유익균인 비피더스균을 증가시키고 유해균인 대장균, 클로스트리듐균 등의 생육은 억제한다.

● 장내 부패산물의 생성 억제

장내 유해균에 의해 생성되는 암모니아, 아민, 니트로사민, 페놀 및 크레졸, 담즙산 대사산물, 인돌 등의 감소로 간의 부담을 덜어 준다.

● 변비의 개선

대장의 연동 운동을 자극, 삼투압에 의한 수분 흡수량을 증가시켜 변비를 개선시킨다.

● 지방질 대사의 개선

혈청의 총 콜레스테롤 양을 감소시킨다.

● 저칼로리 소재

1g당 1.5kcal 정도의 열량을 생성해 당류에 비해 저칼로리이다.

● 충치 예방

구강 구균이 올리고당을 이용하지 않아 플라그 생성을 억제한다.

엿 먹으면 시험 붙는다

● '엿을 열 섬이나 버리고도 방이 붙지 못한다.' 머리가 우둔한 사람을 빗대어 한 말로 아무리 공을 들여도 시험에 붙지 못함을 원망하는 뜻이 담겨 있다. 옛날 과거길 괴나리봇짐에 손바닥만 한 강엿을 넣어 가지고 떠나는 풍습이 지금까지 남아 요즘도 입시 때면 학교 교문에 엿을 붙이고 합격을 기원하는 모습을 볼 수 있다.

'엿을 먹으면 시험에 붙는다.' 하는 속신(俗信)은 아마도 쫄깃쫄깃 달라붙는 엿의 성질처럼 시험에 철썩 붙기를 기원하는 바람에서 나온 믿음이 아닐까? 이러한 주술적 믿음에 대해 이론적으로 정의를 내린 견해를 살펴보자.

인류학자 제임스 프레이저는 주술에는 물을 붓는 의식으로 비가 오게 하려는 것 같은 유사 법칙에 따른 모방 주술(imitative magic)과 사람의 머리털이나 이를 불살라서 저주를 불러오려는 것 같은 접촉의 법칙에 따른 감염 주술(contagious magic)이 있다고 분류하였다. 엿을 먹으면 시험에 붙는다는 것도 일차적으로 유사 법칙에 따른 주술적인 믿음에서 나온 것이라 할 수 있다.[68]

그러나 좀더 깊이 살펴보면 엿 붙듯 시험에 붙길 기원하는 주술적 이유 외에도 다른 이유가 있다. 공부 같은 정신노동에는 단것이 좋다. 이는 오랜 체험을 통해 터득한 지혜로 과학적인 근거도 충분히 있다.

머리를 많이 쓰거나 신경을 긴장시키면 아드레날린이라는 호르몬이 분비되어 혈당을 에너지화하는데, 이때 피 속의 당분이 소비된다. 따라서 몸은 소모된 혈당을 보충하기 위해 단것을 요구하게 되는 것이다.

사람은 에너지가 필요할 때 단것에 대한 강한 욕구를 느낀다. 피의 성분인 포도당, 곧 혈당(血糖)의 분량이 공복감을 지배하기 때문이다. 동맥 속의 혈당량이 낮아져 정맥 속의 혈당량과의 차이가 혈액 100ml 당 10mg 이하가 되면 배고픔을 느낀다. 배고플 때 단것을 먹으면 동맥 속의 혈당량이 높아져 배가 고프지 않다. 단것을 많이 먹고 나면 입맛이 없어 밥을 먹지 못하는 것은 배가 부르지 않더라도 동맥 속의 혈당량이 늘어나기 때문이다.[28]

호화된 녹말에 맥아(엿기름)를 가하면 맥아 아밀라아제의 작용이 일어나 전분이 가수 분해된다. 이때 생성되는 맥아당(말토오스)의 단맛을 내는 본체가 엿이다. 엿이나 물엿은 맥아당을 다량 함유하고 있기에 엿당을 맥아당이라고 부르기도 한다.

맥아당은 포도당 두 분자가 결합된 형태의 이당류이다. 요즘은 대량으로 맥아당을 얻기 위해 산이나 미생물 효소 처리를 하기도 한다. 좋은 엿당의 감미도는 설탕의 약 30~50%이다. 묽게 고아서 굳지 않는 엿은 조청이라고 한다.[2]

엿이나 초콜릿 같은 단순당은 복합당질보다 체내 흡수 속도가 빨라서 먹는 즉시 바로 두뇌 활동을 왕성하게 하는 에너지원으로 쓰일 수 있다. 그래서 시험 때 엿을 먹는 풍습이 생긴 것일 수 있다.

초콜릿 한 조각은
비빔밥 한 그릇

● 쌉쌀하면서도 입 안에서 사르르 녹는 달콤한 맛을 지닌 초콜릿은
동서양을 막론하고 사랑을 상징하는 식품으로 꼽히고 있다.

멕시코 원주민에게는 초콜릿의 원료인 카카오가 사랑하는 연인끼
리 주고받는 여름철의 보신(補身) 식품이라 한다. 100g당 550kcal를
내는 고영양(高營養) 식품인데다가 카카오에 포함된 데오브로민
(theobromine)이란 물질이 커피 속의 카페인과 같은 흥분제이자 피로
회복제이기에 보신 식품일 수 있는 것이다. 이 카카오가 멕시코에서
에스파냐로 전해졌을 때 그 의미도 전해졌으며, 다시 에스파냐 왕녀가
프랑스 왕실에 시집갔을 때 은밀히 신방에서 나눠 먹었다고 한다.[28]

열대 지방에서 재배되는 카카오나무의 열매인 카카오 콩을 건조시
킨 후 2~7주간 30~50℃로 발효시켜 볶은 다음 분쇄하여 얻은 것이
액상 초콜릿이고 이것에 우유 고형물, 코코아, 버터, 설탕, 향료 등을
가해 일정한 모양으로 만든 것이 고체형의 초콜릿이다. 초콜릿은 달콤
한 사랑의 상징인 동시에 비만과 여드름의 원인이 되는 '미용의 적'이
기도 하다.

'죄책감 없이 초콜릿을 즐길 수 있는 열 가지 이유'를 소개한 미국
의 여성 잡지 『글래머』에서는 '초콜릿을 먹을 때 신경 써야 할 것은 지
방이 아니라 칼로리'라고 전한다.[28] 초콜릿은 앞서 말했듯이 100g에

550kcal를 내는 고칼로리 식품으로 이는 비빔밥 한 그릇에 해당하는 열량이다. 당질(61.4g%)과 지방(31.8g%)이 지나치게 많을 뿐 아니라 농축되어 있으므로 체중 관리에 신경 써야 하는 사람은 조심해야 한다.

여드름의 원인으로 지적되기도 하나 초콜릿을 많이 먹으면 얼굴이 거칠어진다거나 중독이 된다는 것이 과학적으로 입증되지는 않았다.

최근 연구에 따르면 초콜릿에서 과일이나 야채에 들어 있는 건강에 좋은 성분이 발견되었다고 한다. 영양보다는 맛에서 큰 만족감을 주는 초콜릿은 조금씩 천천히 음미하면서 먹는 것이 제일이라는 게 전문가의 결론이다.[69]

꿀은 먹어도 살 안 찐다?

● 어릴 때 혀에 혓바늘이 나거나 입술이 부르트면 어머니께서는 꿀을 발라 주셨는데 숟가락에 꿀을 떠서 빨아 먹다 보면 신기하게 부르튼 것이 낫곤 했다.

고대 이집트에서는 꿀이 현대인의 아스피린처럼 가장 대중적인 약이었다. 기원전 2600~2200년 사이에 쓴 이집트의 의학서 『스미스 파피루스(Smith Papyrus)』에는 꿀의 900가지 요법이 500번이나 언급되어 있다. 꿀은 상처, 짓무름, 피부의 궤양을 치료하는 연고로서 전 세계에서 열렬한 지지를 받고 있다. 고대 그리스, 이집트, 로마, 아시리아, 중국 그리고 제1차 세계대전 때 독일에서도 전투에서 입은 상처에 패혈증이 생기지 않도록 꿀을 발랐다.[29]

거의 만병통치약으로 취급되어 왔다 해도 과언이 아니다. 특히 당분 섭취가 제한된 당뇨병 환자에게도 비교적 안심하고 쓸 수 있는 감미료로 여겨졌는데 꿀 속에 있는 많은 과당이 체내의 당분 흡수를 지연시키는 한편 이미 흡수된 당분을 빨리 소비시켜 혈당(血糖)의 상승을 막아 주기 때문이다. 그러나 물엿이나 설탕을 가지고 만든 가짜 꿀에는 이러한 효능이 없으므로 주의해야 한다.[10]

꿀에 대해 많은 사람이 잘못 알고 있는 것 중 하나가 설탕과 달리 살이 찌지 않는다는 것이다. 꿀의 조성은 비타민과 무기질 함량을 제외하고는 설탕과 거의 비슷하며 g당 내는 칼로리도 거의 비슷하다.

꿀은 설탕과 마찬가지로 포도당과 과당이 대부분을 구성하고 있어 전체의 80%를 차지하며 나머지는 물로 구성되어 있다. 지방, 섬유질, 단백질이 들어 있지 않고 비타민과 무기질이 있기는 하나 지극히 적은 양만 들어 있다. 일상적으로 섭취하는 설탕의 양(하루에 약 100g)을 꿀로 대신한다 해도 영양 생리적으로 설탕과 마찬가지의 문제를 일으킬 것이다. 따라서 설탕 대신 꿀을 먹어도 문제가 해결되지 않는다. 물론 꿀에는 유기산, 효소, 100여 가지 이상의 향기 성분, 색소, 왁스, 화분 등이 들어 있으나 양이 매우 적으며, 이들의 생리적 기능은 아직 과학적으로 분명하게 밝혀지지 않았다.

꿀은 농축된 형태로 먹을 것이 아니라 물이나 기타 음식에 희석하여 먹어야 한다. 농축된 형태는 점착성이 높아 치아에 단단히 달라붙어 설탕 이상으로 충치를 유발시키기 때문이다.[59]

7

인스턴트식품
패스트푸드
발효 식품

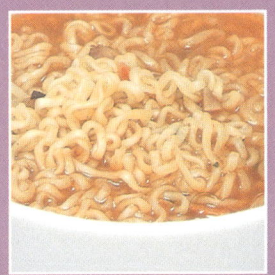
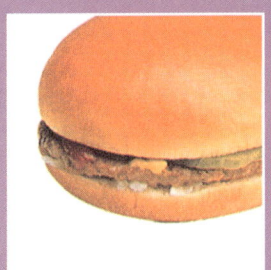
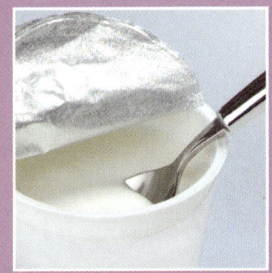

인스턴트식품,
무엇이 문제인가

● 1980년대 이후 소득 증대, 핵가족화, 소비 의식의 변화, 레저 붐 그리고 여성의 사회 참여 등으로 인스턴트식품의 소비량이 급속도로 늘어났다. 인스턴트식품은 보존을 위해 진공 건조나 분무 건조에 의해 수분을 제거한 건조식품으로 손쉽게 먹을 수 있도록 완제품에 가깝게 가공 처리한다. 인스턴트식품인 즉석 면(인스턴트라면 등), 즉석 카레, 인스턴트커피, 주스, 분말 장육, 즉석 된장, 콘플레이크, 스프 등은 빠른 시간에 조리를 끝낼 수 있다.[31]

인스턴트식품은 이렇게 매우 편리하지만 영양면에서는 여러 문제점을 지니고 있다. 우선 열량은 높지만 무기질과 비타민 등 다른 영양소의 함유량이 아주 낮다. 그로 인해 영양이 균형을 잃게 되고 조절 영양소 부족으로 몸에 이상이 생기는 경우도 있다. 또 열량이 높아 비만이 되기 쉽고 성인병에 걸릴 확률도 높아진다. 따라서 성장기 어린이나 청소년에게 결코 이롭지 않다. 또한 맛을 내기 위해 정제된 설탕이나 지방을 많이 첨가하고 저장성을 높이기 위해 나트륨이 함유된 성분을 첨가해 나트륨 함량도 높다.

식후 노곤하고 졸리는 현상은 장이 소화를 시키느라 매우 힘들어서 생긴다. 즉 소화에도 힘이 많이 든다는 이야기다. 그러나 인스턴트식품은 일차 소화를 한 후 흡수시키기만 하면 되므로 정상적인 소화기 활동에 지장을 줄 수 있다.

이외에도 인스턴트식품은 환경과 식생활이 점차 서구화되면서 늘고 있는 대장암의 주원인이라는 우려도 있다. 1980년 우리나라 암 가운데 대장암은 남녀 모두 5.8% 정도였으나 1993년에는 남자 암에서 7.2%, 여자 암에서 7.7%를 차지했다. 전체적으로 7.5%가 되어 암 중에서 네 번째로 꼽힐 정도로 흔해졌다. 무서운 속도로 느는 추세이다.

이처럼 갑자기 대장암 환자가 느는 이유는 서구화된 식생활, 특히 고기, 기름진 음식, 가공육, 그리고 인스턴트식품의 영향 때문이다. 통계 자료에서도 알 수 있듯이 환경적 영향, 특히 식생활의 서구화가 대장암의 가장 중요한 원인이다. 일례로 미국에 사는 일본이나 폴란드 이민자의 후손은 대장암이 적은 그들의 부모와 달리 미국의 백인만큼이나 대장암에 많이 걸리는 걸 보아도 알 수 있다.

우리의 재래식 음식에는 섬유질이 많으므로 자연히 변의 양도 많다. 변이 많으면 적을 때보다 빨리 대장을 통과한다. 그래서 변에 들어 있는 나쁜 물질이 대장의 점막과 접촉하여 암을 일으킬 시간과 기회가 적다. 반면 기름과 동물성 단백질이 많은 서양 음식, 합성 보존제와 발색제, 산화 방지제 같은 나쁜 물질이 많이 들어 있는 인스턴트식품, 소시지나 햄 같은 가공육은 채소와 달리 변의 양도 적다. 그래서 대장을 통과하는 데 시간이 오래 걸리고 그 시간만큼 나쁜 물질이 큰창자 점막과 접촉하는 시간이 길어지면서 대장암이 생길 확률도 높아진다. 이런 음식물로 만들어진 변일수록 나쁜 세균이 많이 생기고 이런 세균에서 나오는 나쁜 효소 때문에 많은 발암 물질이 만들어진다. 따라서 육식, 지방질, 인스턴트식품은 많이 먹을수록 대장에 나쁘고 섬유질이 많은 채소나 과일은 많이 먹을수록 좋다.[70]

라면은 정말 몸에 안 좋은가

● 얼마 전 학교 급식에 관한 자료 수집을 위해 모 초등학교 학생들을 대상으로 설문 조사를 한 적이 있다. 급식 시간에 '어떤 음식이 좋을까?' 하는 질문에 '라면'이 의외로 많았다. 놀라웠다.

TV나 매스컴에서 너무나 맛깔스럽게 보여 주며 요란스럽게 광고를 해 대는 탓도 있겠지만 어쨌든 라면은 이제 우리의 식생활에 너무나 깊이 자리 잡게 된 것 같다. 라면은 1963년 우리나라에 첫선을 보인 이후 소비가 급격히 증가하였고 현재는 대표적인 간이 식품 또는 대용 식품으로 이용되고 있다.

라면은 면과 스프로 나뉜다. 면은 밀가루에 소금, 첨가물, 물을 넣고 반죽해 제면 롤을 통해 국수를 빼낸 다음 수증기 또는 끓는 물에서 삶고 일정한 모양으로 만든다. 튀긴 후에 면을 충분히 냉각하지 않고 포장하면 포장지 내면에 응축수가 생겨 기름의 산패가 일어나므로 철저히 냉각, 건조시켜 포장한다.

스프는 육류의 뼈를 고압솥에서 삶아 맛 성분을 추출해 내고 이것을 진공 농축 솥에서 농축, 건조시킨 후 가루 상태로 분쇄한 다음 소금, 화학조미료, 고추, 마늘, 양파 등의 향신료를 넣고 밀봉 포장한 것이다.

라면의 원료 사용 비율을 보면 밀가루 73~74%, 정제 기름

17.5%, 정제 소금 7.5%, 기타 첨가제 0.2%이다.

라면은 저장 중 지방의 산패(식용 유지나 지방질 식품 중 지방질 성분에서 불쾌하고 바람직하지 못한 냄새와 맛이 생기는 현상)가 일어나기 쉽다. 오래 두면 냄새가 나고 기호성이 떨어지며 6개월이 지나면 각종 이물질이 생긴다. 따라서 광선이 통과하지 않는 불투명한 플라스틱 봉지에 포장해서 직사광선을 피하는 동시에 건냉한 장소에 보관해야 한다.[71]

라면은 인체에 필요한 탄수화물 이외에 적당량의 단백질과 지방질이 들어 있는 좋은 열량 식품으로 알려져 있으나 무기질과 비타민 함량은 다소 유동적이다. 처음에는 라면이 간식으로 인식되었으나 차츰 주식의 개념으로 바뀌었으므로 영양 균형에 대한 문제를 고려하지 않을 수 없다. 특히 라면과 같은 인스턴트식품만 장기적으로 먹으면 비타민과 무기질을 제대로 섭취할 수 없게 된다. 이렇듯 라면은 영양적 불균형 현상을 야기하므로 몸에 좋다고 말할 수 없다.

라면의 제조 과정 중 식품 첨가물을 많이 쓰기 때문에 지속적으로 먹으면 속도 버리게 된다.[72]

뿐만 아니라 라면이나 어묵 등의 가공 식품에는 흔히 끈기를 주기 위해 인산염을 넣는데, 이 인산염은 칼슘의 흡수를 방해한다. 칼슘은 화학적으로 인산과 가장 강력하게 결합하는 성질을 지닌다. 칼슘이 인산과 결합하면 인산칼슘이 되는데 인산칼슘은 물에 녹지 않는 불용성 화합물로 체내에서 전혀 흡수되지 않고 그대로 배설된다. 따라서 가공 식품을 많이 먹을수록 칼슘의 섭취는 더욱 부족하게 된다. 매끼 식사를 통해서는 물론이고 평상시 칼슘이 많고 흡수율도 좋은 우유와 유제품을 충분히 섭취하는 것이 좋다.

라면은 나트륨 함량이 높다. 나트륨을 과잉 섭취하면 혈압이 높아져 고혈압이나 동맥경화를 유발한다. 나트륨 성분은 체내에서 수분을 빨아들이는데 수분을 흡수하는 분량만큼 심장의 박동수가 상승하기 때문이다.

　결론적으로 라면은 너무 자주 먹지 않아야 하고 먹을 때는 부족한 영양소를 보완할 수 있는 채소나 해조류, 고기, 달걀 등을 곁들여 먹어야 영양의 불균형을 해결할 수 있다.

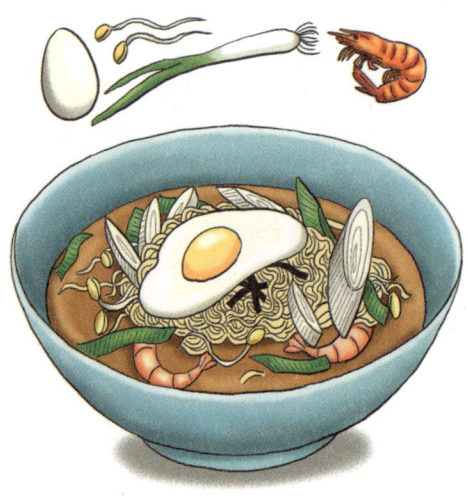

즉석식품 즐기다
뼈에 바람 든다

● "즉석식품 즐기는 여성, 골다공증 조심하세요."

골다공증 환자의 식생활을 분석한 자료를 다룬 어느 일간지 기사의 제목이다. 흔히 뼈가 바람 든 무처럼 약하다고 표현되는 골다공증은 남성보다 여성에게 4배 정도 많이 발생하고 특히 폐경 후 여성에게 많이 생기는 것이 특징이다.

뼈의 양은 성장기를 거쳐 청소년기까지 계속 증가해 삼십 대에 최고치에 이르는데, 뼈의 흡수와 형성이 되풀이되면서 뼈의 양을 일정하게 유지하기 때문이다. 노년기가 되면 뼈 흡수와 관계없이 뼈 형성이 저하돼 뼈의 양이 감소한다. 여성은 폐경기 이후 남성보다 심하게 떨어져 60세 전후에 골절 위험도 이하로 내려간다. 그래서 대부분의 여성은 60세를 넘으면 쉽게 뼈가 부러질 위험이 있다.[31]

조기 폐경을 경험하거나 선천적 무월경증인 여성은 이십 대 이전에 심한 골다공증을 일으킬 수 있다는 연구 결과도 있다.

이런 사실은 연세대 의대 산부인과학교실 박기현 교수가 「원발성 및 속발성 무월경 환자에서의 골밀도 소실의 특성과 위험 인자에 관한 연구」라는 논문으로 발표한 바 있다.[73] 연구 결과 무월경 환자는 이십 대 이전부터 심한 골다공증에 걸릴 확률이 높은 것으로 밝혀졌다. 특히 탄수화물이 포함된 음식이나 햄버거 등의 즉석식품, 육류, 스낵 등을 즐길 경우 골다공증의 발생을 부추기는 것으로 나타났다.

이는 박기현 교수팀이 조기 폐경 환자 130명과 선천성 무월경 환자 48명 등 178명을 대상으로 실시한 임상 연구 결과에서 밝혀졌다. 연구 결과 무월경 환자는 척추뼈나 손목뼈처럼 골밀도가 낮은 해면골뿐만 아니라 대퇴부 등의 골밀도가 높은 치밀골에서도 골다공증이 동시에 일어나는 것으로 확인됐다. 특히 성장 장애가 동반된 사춘기 무월경 환자는 대부분 이십 대 이전에 심한 골다공증이 나타나는 것으로 밝혀졌다. 폐경기 이후에 나타나는 골다공증은 일단 해면골에서 시작해 20~30년이 지난 70세 전후에 치밀골로 이어졌다.

박 교수는 "신체 골 조직은 사춘기에 90%까지 형성된 후 삼사십 대에 들어서 100% 완성된다." 하고 설명했다. 그러나 선천성 무월경 환자와 조기 폐경 환자는 뼈가 완성되지 않은 상태에서 곧 소실이 시작되어 골다공증을 더욱 악화시키고 치밀골에서도 동시에 골 소실이 일어난다는 것이다. 조사 대상자들의 식생활을 분석한 결과 탄수화물과 육류, 특히 스낵이나 즉석식품을 많이 먹을 때 골다공증에 걸릴 가능성이 훨씬 높은 것으로 밝혀졌다. 박 교수는 "이 같은 결과는 점차 서구화되는 젊은 여성들의 식생활 습관에 경종을 울리는 것으로 이미 서구에서도 햄버거 등 즉석식품의 소비량이 줄고 있는 사실에 주목해야 한다." 하고 말했다.[74]

이런 연구 결과를 종합해 보면 여성의 골다공증도 식생활의 변화가 중요한 원인임을 알 수 있다. 골다공증을 치료하거나 예방하기 위해 칼슘이 함유된 정제를 복용하는 사람들이 늘고 있다. 특히 여성들은 젊었을 때부터 식생활 습관을 점검하여 즉석식품보다는 균형 있는 영양식을 먹도록 노력해야 한다.

중국 음식점 증후군이란?

● 중국 음식점 증후군(CRS, Chinese Restaurant Syndrom Kwok's Disease)이란 중국 음식을 먹고 난 후 그 음식에 다량 함유된 글루탐산 나트륨(MSG, monosodium L-glutamate)에 의해서 일어나는 증상을 말한다. 다량의 MSG를 섭취했을 때 10~20분 후 후두부의 작열감과 함께 불쾌감, 근육 경직, 메스꺼움 등의 증상이 얼마간 나타나는 것이다.[75]

물론 중국 음식점에서만 화학조미료를 사용하는 것은 아니다. 화학조미료는 일반 음식점에서 가정에 이르기까지 맛을 내기 위해 해로운지 모르고 많이 사용하고 있는 실정이다. 감칠맛을 내는 화학조미료인 MSG는 1908년 동경 대학의 이케다 박사에 의해 다시마 추출물에서 발견된 후 1909년 일본에서 처음으로 생산되었다.

MSG의 성분인 글루탐산은 버섯, 육류, 김, 토마토 등 자연식품에 단백질의 일부분으로 존재한다. 그런데 이러한 자연식품을 섭취했을 때는 부작용이나 병적 증세가 보고된 예가 없다. 다만 식품 첨가제로 만들어진 화학조미료의 경우 독성을 나타낸다.

글루탐산은 흥분성 신경 전달 물질로 과량의 글루탐산이 신경 조직에 흡수될 경우 신경 세포막을 파괴한다. 유아의 대뇌는 어른과 달리 극소량이라도 뇌하수체가 파괴될 가능성이 있으며 성장은 물론 일반 대사에 이상을 불러올 수 있다는 보고가 있다. 이 밖에 글루탐산은 산혈증의 원인이 되면서 신장에서의 칼슘 흡수를 막고 뼛속에 저장됐던 칼슘까지 떨어져 나가게 해 골다공증을 일으킨다고 한다.

환경운동연합은 10월 16일 국제소비자기구(IOCU)가 제정한 '화학조미료 안 먹는 날'을 맞아 "화학조미료의 유해성 때문에 미국, 영국, 오스트리아 등지에서는 이미 1970년대부터 유아 식품에 화학조미료 사용을 법적으로 금지하고 세계보건기구, 세계식량농업기구도 12주 이내의 유아에게는 이를 사용할 수 없도록 하는 결정을 내렸다." 하고 성명을 발표했다. 더불어 정부와 학교 당국은 어린이 단체 급식에 화학조미료 사용을 금지시키는 법적·제도적 장치를 마련할 것, 식품 회사는 가공 식품 제조 때 화학조미료 대신 천연 조미료를 사용할 것, 소비자는 화학조미료 대신 천연 조미료를 사용할 것 등을 촉구했다.[76]

중국 음식점뿐만 아니라 거의 모든 식당과 많은 가정에서 맛을 내기 위해 화학조미료를 사용하고 있는 것은 국민 건강에 심각한 문제이다. 우리나라에서도 화학조미료의 과다 사용에 대한 법적인 제도를 마련해야 한다. 무엇보다 가정에서부터 화학조미료의 사용을 줄이고 천연 조미료를 사용해야 하며, 손쉬운 천연 조미료의 개발도 병행되어야겠다.

스낵, 튀긴 식품의 문제점

● 십여 년 전에는 추석이나 설에 주고받는 선물이라면 대부분이 시멘트 포대만 한 설탕, 비누, 그리고 빠지지 않는 것이 식용유 세트였다. 들고 오는 사람도 끙끙거리며 나르고 받는 사람도 관리하느라 꽤 넓은 공간이 필요했다. 그러다 경제 발전이 이루어지고 소득이 높아짐에 따라 선물은 점점 고가품으로 바뀌었고 최근에는 간편한 상품권 등을 주고받는 추세이다.

IMF(국제금융기구) 관리 체제가 되고부터는 명절에 주고받는 선물도 예전처럼 설탕, 비누 등 실속 있는 물건이라는 신문 기사를 읽은 적이 있지만, 예전만큼 설탕 포대와 식용유를 귀하게 여기지는 않는 것 같다.

이전에는 조리할 때 설탕과 기름이 아주 귀하게 쓰였다. 요즈음은 가공식품이 다양하게 나옴에 따라 유지 가공 산업이 활성화되어 설탕이나 식용 유지를 이용한 제과, 제빵, 라면 및 스낵류와 튀긴 식품이 널리 보급되었다. 더구나 한국인의 식생활 양식이 경제 발전과 국민 소득의 증대, 교육 수준의 향상으로 점차 변화되고 있으며 특히 서구의 식생활을 받아들이면서 점차 동물성 식품을 포함한 유지류의 섭취와 튀기는 조리법이 많이 이용되고 있다.[77]

보통 음식을 튀길 때는 대두유, 옥수수유, 채종유, 미강유, 면실유,

팜유 등을 사용한다. 오랜 시간 가열해 튀김을 하다 보면 거품이 생기고 점도가 증가되어 탁해져 기름의 품질이 떨어진다. 이렇게 산패된 기름을 계속 사용하면 식품의 풍미가 감소하고 입 안에서의 감촉도 나빠지며 심하면 위장 장애를 일으킬 수도 있다.

지나치게 기름기가 많은 스낵이나 튀김류를 먹으면 지질 섭취의 증가로 동맥경화, 심장병, 고혈압, 비만, 암 등의 성인병이 생길 위험이 커진다. 특히 어린아이의 경우 비만이 오면 뼈의 유연성과 운동성이 나빠져 관절염과 퇴행성 관절 질병의 진전이 촉진되어 당뇨병 발병의 중요한 요인이 된다.

게다가 포테이토칩 등 대개의 튀김 스낵은 이름처럼 튀긴 것이 아니라 유지를 뿌려서 가공한 것이다. 스프레이 유지로 흔히 사용하는 것이 팜유이다. 팜유는 식물성 유지이면서도 동물성 지방에 많은 포화지방산이 많이 들어 있어 많이 먹으면 콜레스테롤 수치가 높아질 가능성이 크다.

유산균 발효유의 효과

● 요구르트는 유산균을 이용한 대표적인 발효 식품으로 기원전 3000년경 지중해에서 페르시아만에 이르는 지역의 유목민이 양, 염소, 낙타, 말 등에서 짠 생유(生乳)를 발효시켜 처음 마셨던 것으로 알려져 있다.

유산균 발효유가 상품화된 것은 1900년대 초 프랑스의 저메이 다농사에 의해서이다. 전 세계적으로 붐을 이룬 것은 1960년대 중반에 과일과 감미료를 첨가한 요구르트가 나오면서부터이다.

우리나라에서는 지난 1971년 한국 야쿠르트가 일본의 기술을 도입, 생산하면서 나오기 시작해 현재 액상 요구르트와 호상 요구르트(서양 요구르트로 고형분 함량이 8% 이상이며 소비자의 기호에 맞춰 과육이나 과일잼을 첨가해 떠먹을 수 있게 만든 것)가 시장을 양분하고 있다.

발효유 제품은 영양 생리적으로 우수한 식품으로 요구르트의 꾸준한 섭취는 장수와 건강에 좋다고 알려져 있다. 그 건강 증진 효과는 유산균 배양 중에 형성된 대사산물이 장내 부패균의 성장을 방해한다는 데 근거를 두고 있다.[63]

장은 세균의 싸움터이다. 장 안에서 벌어지는 세균 전쟁에서 어느 세균이 승리하는가가 소화, 배설, 그리고 일반적인 건강 상태를 결정한다. 특히 어린아이의 경우 대장균이 지나치게 번식하여 장 안의 생태계가 파괴되면 설사를 하게 된다. 요구르트에 의해 유산균이 증가하고 유익균이 유해균보다 우세해지면 소화 작용이 정상적인 질서를 되찾게 된다.

이것이 얼핏 보아 요구르트가 상반된 기능을 가지고 있는 것처럼 보이는 이유이다. 요구르트는 설사를 완화시키는 한편 변비의 완화제로도 작용한다. 결국 장 안의 세균이 정상적인 균형을 회복하는 데 필요한 일을 하는 것이다. 많은 연구자는 소량의 요구르트가 식중독과 감염 물질로 인한 전반적인 위장의 혼란을 치유한다고 보고한다.

요구르트의 항균 작용은 특히 대장균에 효과적임이 밝혀졌다. 대장균은 종종 여행자에게 설사를 일으키는 원인이 된다. 요구르트는 항생제로 인한 미생물의 이상 번식으로 생기는 설사도 완화시킨다.[29]

유산균에 의한 단백질 분해는 단백질의 소화율을 높이고, 발효 음료의 주성분인 유산은 칼슘을 흡수되기 쉬운 유산칼슘으로 바꿔 준다. 발효 과정에서 나타나는 젖산에 의한 pH 저하는 인, 철 등 다른 주요 무기질 성분의 흡수율도 높여 준다. 발효유 음료의 새콤한 맛이 침, 담즙산, 위액 및 췌장액과 같은 소화액의 분비를 촉진해서 소화를 돕기도 한다.[78]

요구르트의 유산균은 세포의 돌연변이 현상을 억제해 암 예방 효과가 있는 것으로 밝혀졌다. 이 같은 사실은 일본 신슈 대학의 아키야시 호소노 교수가 최근 대한보건협회 주최의 제10회 '유산균과 건강' 국제 심포지엄에서 발표한 「유산균의 항(抗)돌연변이 효과」라는 논문에서 밝혀졌다. 아키야시 교수는 락토바실러스라는 유산균을 섭취할 경우 장내에 있는 돌연변이 세포 수가 72%나 감소해 결장암 발생률이 현저히 낮아졌는데, 락토바실러스가 각종 식품에 들어 있는 아미노산 돌연변이제와 결합해 돌연변이 작용을 예방하기 때문이라고 설명했다. 락토바실러스 외에 비피더스 락토코커스균도 항돌연변이 효과가

있는 것으로 나타났다.[79]

마지막으로 요구르트는 우유를 마시면 배 속이 불편하고 꾸르륵 꾸르륵 소리가 나거나 설사하는 유당불내증을 해결할 수 있다. 유당불내증은 우유 중에 4.5% 포함되어 있는 유당(우유 중의 탄수화물)을 분해시키는 락타아제라는 소화 효소가 부족해서 생긴다. 따라서 유산균이 작용해 유당의 대부분이 분해되어 없어진 발효유 음료는 이런 문제를 말끔히 해소하고 소화를 촉진시킨다.[80]

장수를 위한 슈퍼푸드
요구르트

● 장수촌의 건강식으로 널리 알려진 요구르트는 여러 효능이 알려지면서 애용자가 늘고 있지만 실제의 기능과 먹는 법에 대해 알고 있는 사람은 그리 많지 않다. 제품 광고를 보면 유산균이 '살아 있음'을 강조하고 활성을 높이기 위해 캡슐까지 씌웠다고 선전하고 있다.

모든 종류의 요구르트가 같은 효과를 가지고 있지는 않다. 요구르트에 들어 있는 세균의 종류와 양이 효과를 결정한다. 또한 살아 있는 배양균이 들어 있어야 한다. 발효시킨 다음 고온 살균하여 배양균을 죽여 버린 요구르트는 좋은 효과를 기대할 수 없다.

최근 요구르트가 치매의 원인이 되는 알루미늄을 해독한다고 발표되어 관심을 끌고 있다. 동물 실험 결과를 보면 요구르트에 있는 단백질 산물, 비타민 등이 알루미늄과 상호 작용을 하여 화합물을 만듦으로써 대변으로 알루미늄을 배출한다고 한다. 실제로 몸속에 알루미늄이 쌓인 실험용 쥐에게 요구르트를 4주간 먹였더니 신장을 비롯한 모든 조직에서 알루미늄 함량이 감소되었다고 한다. 이런 연구 결과가 사람에게도 적용되는지는 더 많은 연구가 필요하지만 유산균의 알루미늄 흡착 가능성은 이미 제시되었으며 식중독균 독성 제거 효과도 입증되어 슈퍼푸드로서 세계적으로 인정받고 있다.

제품화된 요구르트의 유효 기간은 4°C 냉장 온도에서 열흘. 그러나 유산균은 제품 안에서 번식을 하여 대사산물로 산을 분비하고 스스로 산에 의해 죽기 때문에 일정 기간이 지나면 균의 숫자가 줄어든다.

따라서 생산된 날로부터 3일째 되는 날 먹는 것이 가장 효과적이다. 제품에는 유효 기간이 표시되어 있으므로 이를 역산하면 생산 날짜를 알 수 있다. 예컨대 유효 기간이 4월 29일로 되어 있으면 7일을 뺀 22일에 요구르트를 먹는 것이 가장 좋다.

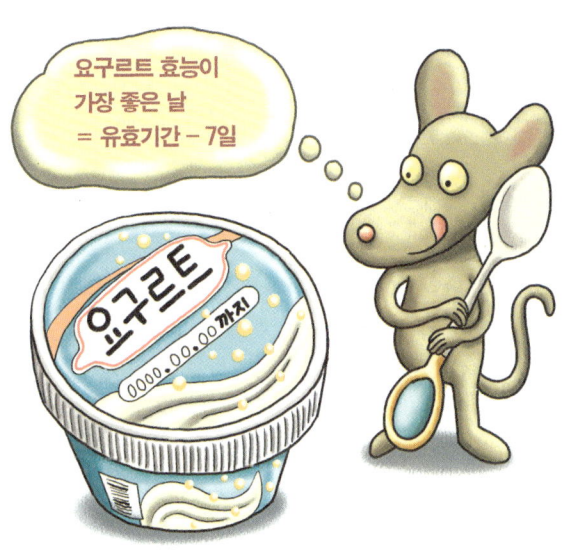

된장은 항암제

● 한국의 음식 맛은 장맛에 좌우된다고 해도 과언이 아니다. 장류는 기본적인 조미료로 특히 된장은 단백질 급원으로도 중요한 토착 식품이다. 우리나라에서 장류의 제조는 농업 발전과 함께 시작되었고 발달 과정에서 그 기술을 일본에 전수하였다. 장류는 삼국 시대에 이르러 기본 식품이 되었다. 옛날 만주 지역에서 재배되던 콩이 남쪽으로 내려와 생산되었기에 초기의 장은 콩을 주원료로 하였다. 장류가 발전하면서 보리쌀과 쌀을 소재로 한 막장류가 나왔고 조선 시대에 이르러서는 문헌에 20여 종의 장류가 수록되었다.

한때 된장 속에 암을 유발하는 성분이 들어 있다고 해 충격을 주었던 적이 있다. 메주를 띄우는 과정에서 곰팡이가 아플라톡신이라는 독소를 만드는데 이것이 암을 유발한다는 기사였다. 그 밖에 몇 명의 연구자도 비슷한 견해를 발표했으나 후일 다른 연구 결과에서 장류가 암을 유발하기보다는 오히려 억제하는 효과가 있다는 것이 밝혀졌다.

일본에서 조사한 암 예방 식품 중 된장이 으뜸이었는데, 매일 된장국을 한 그릇씩 먹은 사람은 안 먹은 사람에 비해 위암 발생 비율이 30%나 낮아졌다. 그러나 사람의 체질에 따라 그 비율이 달라 위암의 경우 평균 남자 17%, 여자는 19% 정도 낮아진다.

우리나라 전통 장류에 암을 유발하는 돌연변이를 억제하는 요인이 있다는 발표가 있었다. 된장 70%, 고추장 50%, 간장 30% 순으로 장류가 식품 속에 들어 있는 여러 발암 물질의 돌연변이력을 떨어뜨려 암을 예방한다는 것이다.

장류 성분 중 항암 효과를 나타내는 물질이 무엇인지 아직 구체적으로 밝혀지지는 않았으나 된장이 발효되면서 떨어져 나온 불포화 지방산의 일종인 리놀산인 것으로 추측하고 있다.

메주를 띄우는 과정에서 푸른곰팡이에 의해 아플라톡신이라는 발암 성분이 생성되기도 하지만 장이 발효되면서 대부분 파괴된다. 장을 담그려면 우선 메주를 물에 담가 솔로 씻는데 이때 겉면에 묻어 있던 아플라톡신이 대부분 씻겨 나간다. 남아 있는 아플라톡신은 소금물에 담가 숙성시키는 3개월 동안에 87~100%가 파괴된다. 소금물이 아닌 맹물에서는 한 달 만에 95~100%가 파괴된다.

재래식 된장은 콩으로 만들어 콩 발효 식품이 가질 수 있는 항발암성 물질인 트립신 저해제(trypsin inhibitor), 비타민E를 비롯한 항산화 물질, 불포화 지방산 등이 많이 있어 항암 작용을 한다.

아플라톡신을 비롯해 다섯 가지 발암 물질을 배양기에 넣고 된장 추출물을 투입한 결과 발암 성분이 대부분 파괴되었다. 아플라톡신은 된장 추출물 50%를 투입하자 모두 없어졌고, 위암의 주범으로 알려진 MNNG(N-methy-N′-nitro-N-nitrosoguanidine)와 N-Nitrosoamine(나이트로소아민), 탄 음식에서 생기는 벤조아필렌(Benzoapyrene)도 된장 추출물을 넣자 대부분 파괴되었다. 간장과 고추장의 경우도 시판 제품보다 가정에서 직접 담근 재래식 고추장과 전통적으로 발효한 양조간장이 항암 효과가 더 높은 것으로 나타났다. 결국 된장을 상식하면 암세포에 대항하는 능력이 길러지고 암세포가 성장하는 것을 막을 수 있다.

개량식 메주는 순수 배양한 미생물을 발육시키므로 아플라톡신이 생길 염려가 없다. 재래식 메주도 푸른곰팡이가 생기지 않도록 좋은 조건에서 잘 띄우면 아플라톡신이 생기지 않는다. 주목할 만한 것은 공장 제품보다 가정에서 담근 장이 항암 효과가 더 뛰어나다는 것이다.

암 예방을 위한 최선의 권장 사항은 첫째, 균형 있는 식사를 하고 둘째, 다양한 식품을 먹으며 셋째, 적절한 비타민과 무기질을 섭취하고 마지막으로 발암 물질로 알려진 것을 피하는 것인데 특히 담배와 술 등을 과용하지 말아야 한다.[6]

완벽한 건강식품, 김치

● 10년 전 독일에 박사 후 연수(Post-doc.) 과정을 밟으러 갔을 때 실험실에서 얼굴을 맞대고 일해야 하는 일의 특성상 냄새 때문에 한동안 김치를 담가 먹지 않았다. 그러나 시일이 얼마 지나자 김치가 너무 먹고 싶었다. 그래서 김치를 먹고도 독일 사람들과 같은 실험실에서 작업할 수 있는 법을 궁리하다가 아예 김치를 한 통 담가 연구실 공용 부엌 냉장고에 넣어 두고 공개적으로 시식회를 갖고 소개를 했다. 김치의 여러 생리 활성이며 영양학적 특성에 대해 짧은 리포트를 작성해 세미나 발표도 하였다.

치음에는 냉장고가 김치 냄새에 '오염'되었다며 코를 찌푸리던 독일인들이 나중에는 너도나도 '김치 샐러드'를 찾는 통에 한국에 고춧가루를 부쳐 달라는 편지를 써야 했다.

그것이 계기가 되어 김치에 대한 실습과 실험 과목을 정식으로 맡아 강의도 하고, '김치를 접목시킨 기능성 발효소시지 개발'에 대한 국제 공동 연구도 수행하게 되었다. 김치 덕분에 뜻밖에 독일 연구소의 관심의 대상이 된 것이다.

오랜 세월 우리나라 사람에게 있어 김치는 부식의 기본이며, 신선한 채소가 부족한 겨울철에 결핍되기 쉬운 비타민A와 비타민C, 비타민B군 등의 보완뿐 아니라 중요한 채소 공급원으로 반양식이나 다름

없었다.[82]

김치는 전형적인 발효 식품이다. 담근 후 발효가 진행되면 주로 내염성, 즉 소금에 잘 견디는 성질의 미생물이 작동하는데 특히 젖산균(유산균)이 크게 관여한다. 그리하여 젖산, 초산 등 유기산이 많이 생긴다. 재료가 계속해서 삭고 익는 숙성 과정을 겪으며 김치는 독특한 향기, 맛, 색깔, 조직감 등이 완성되고 최고의 관능적 품질을 지니게 된다.

김치는 살아 있는 생명 물질이며 영양 식품이자 건강식품이다. 김치 발효는 젖산균 무리가 주축이 되어 바람직하지 않은 미생물이 점차 죽으면서 삭고 익어 가는 과정이다. 젖산균은 요구르트같이 장내에서 정장 작용을 한다. 이러한 김치의 항균성은 이미 밝혀진 바 있다. 또한 김치 젖산균의 항암성이나 항돌연변이성에 관한 연구도 최근 학술 발표회에서 활발하게 보고되고 있다.[83]

보통 김치를 담글 때의 소금 농도는 3% 정도로, 김치 내부는 시간이 지날수록 이용할 공기가 없는 상태가 된다. 따라서 병원균이나 여러 잡균의 번식이 억제된다. 그러나 유산균은 소금에 잘 견디며 공기가 없는 상태를 좋아하므로 담은 직후부터 왕성하게 자란다. 그래서 김치에는 유산균종 비피더스균을 제외한 연상구균, 젖산간균, 페디오코커스, 류코노스톡 등이 모두 들어 있다.[84]

김치는 소중한 영양 물질인 비타민을 다양하게 함유하고 있다. 특히 비타민B와 비타민C, 그리고 비타민A를 만드는 카로틴은 주목할 만하다. 비타민C는 공기 중에서 쉽게 분해되어 손실되지만 김치가 발효되면 산이 증가하여 비타민C가 안정되어 손실이 줄어든다.

지금 미국을 비롯한 서구인들은 마늘, 파, 생강 등이 건강에 유익함을 알고, 이들을 어떻게 먹어야 하는가에 대해 고민하며 이에 대해 활발히 연구하고 있다. 이런 양념류가 다 함유된 김치를 담가 먹는 우리는 그동안 많은 종류의 김치를 담그고 지방의 특색에 맞게 개발해

온 조상에게 감사해야 할 것이다. 서양에서도 김치를 완벽에 가까운 건강식품이라고 인식하고 그들의 식성에 맞는 김치를 개발하려고 노력하고 있다.[4]

표7-1 ● 각종 김치류(100g)의 일반 성분 [23]

성분 \ 김치명	배추김치	열무김치	깍두기	총각김치	동치미	나박김치
열량(kcal)	29.0	31.0	40.0	45.0	9.0	12.0
단백질(g)	2.2	3.0	2.1	2.5	0.7	0.8
지질(g)	0.5	0.6	0.5	0.6	0.2	0.1
당질(g)	4.7	4.6	7.0	7.8	1.1	1.7
섬유소(g)	0.7	0.7	0.8	0.7	0.4	0.8
칼슘(mg)	45.0	44.0	43.0	42.0	1.0	36.0
인(mg)	28.0	26.0	23.0	21.0	12.0	7.0
철(mg)	0.4	0.3	0.4	0.4	0.2	0.1
비타민A(R.E.)	16.0	122.0	9.0	95.0	0.0	57.0
비타민B_1(mg)	0.05	0.04	0.04	0.04	0.01	0.03
비타민B_2(mg)	0.08	0.06	0.06	0.07	0.03	0.06
나이아신(mg)	0.5	0.4	0.4	0.5	1.0	0.5
비타민C(mg)	21.0	22.0	11.0	20.0	7.0	10.0

식초를 먹으면
몸이 부드러워진다

● 일전에 잡지에서 신세대와 쉰세대를 나누는 기준을 흥미 있게 읽은 적이 있다. '사오정 시리즈'에 웃을 줄 알면 신세대요, '참새 시리즈'에 웃으면 쉰세대라고 한다. 또 작고한 코미디언 '이기동'을 아는지 혹은 '동춘 서커스'를 아는지 등등의 기준이 있었다. 여기서 '동춘 서커스'가 어릴 적 향수를 불러일으켰다.

요새는 볼거리, 놀거리가 많아졌고 서커스도 거대한 잠수함을 눈앞에서 사라지게 하는 등 초대형화, 과학화되어 오히려 현실감이 떨어졌지만 예전의 서커스는 마냥 신기한 원숭이의 재롱과 짧은 치마를 입은 가녀린 소녀의 줄타기, 몸을 활처럼 구부려 보이는 갖가지 묘기가 정말 환상적이었다. 당시 서커스 하는 소녀의 묘기가 식초를 많이 먹어서 뼈가 부드럽기 때문이라고 들어 신 식초를 한 숟갈씩 털어 먹고 다리를 일자로 벌리는 연습을 하느라 안간힘을 쓰곤 했다.

『본초강목』에도 초는 뼈를 무르게 하는 약효가 있다고 적혀 있다. 옛날 꼭두각시놀음이나 사당패의 굿마당에서 곡예를 부리는 소년이나 소녀 또는 연정재인(年呈才人)굿의 무동(舞童)들에게는 초를 먹여 뼈를 나긋나긋 무르게 해서 곡예를 하기 알맞은 몸으로 만들었다고 한다.

식초가 갖는 영양적 특성과 가치는 1953년 노벨상을 수상한 크레브스 박사에 의해 자세히 밝혀졌다. 식초는 건강을 유지하는 데 필요한 크레브스 사이클(영양소가 우리 몸에서 분해되는 과정)이 잘 돌아가게 하며, 혈액을 약한 알칼리성으로 만든다는 것이다. 그러므로 고기나 쌀밥 같은 산성 식품을 많이 먹을수록 식초를 먹어서 우리 몸의 중화를 도모해야 할 것이다.

환자나 생리일을 맞은 여성이 흥분하기 쉬운 상태에 있는 것은 평상시보다 많은 노폐물이 혈액 중에 생겨 그것을 방출하려고 혈액 중의 칼슘이 소비되기 때문인 것으로 알려져 있다. 해로운 노폐물을 없애는 데는 두 가지 방법이 있다. 하나는 칼슘과 같은 무기질이 산을 중화시키는 방법이고, 다른 하나는 생산된 산성 물질을 속히 분해시켜 무독한 탄산가스와 물로 변하게 해 칼로리를 발생시키는 방법이다. 두 번째 방법에 크게 도움을 주는 것이 식초의 주성분인 초산이다.[10]

분명히 식초는 크레브스 사이클이라는 생리화학적 반응을 돕는다. 그래서 피로 방지를 위한 '식초 건강법'까지 나왔다. 식초는 피로를 방지하기는 해도 직접적으로 뼈를 부드럽게 하지는 않지만 피로를 없애 주고 근육의 유연성에도 영향을 주므로 몸이 부드러워지는 것은 사실이다.[7]

식초가 시큼한 맛을 가지고 있기 때문에 산성 식품으로 잘못 알고 있는 사람이 많으나 실은 알칼리성 식품이다. 강력한 살균력을 가지고 있어 여름철에 전염되기 쉬운 이질이나 장티푸스 또는 식중독균의 발생을 예방해 준다. 초밥을 만들 때 식초를 넣는 것은 별미를 줄 뿐만 아니라 식초가 부패균의 번식을 막아 식중독을 예방해 주는 역할을 하기 때문이다.

식초는 톡 쏘는 맛이 강해야 한다고 주장하는 사람들이 많으나 이것은 잘못된 생각이다. 양조초의 우리나라 규격은 초산 7% 이하이고 선진국에서는 대부분 3~5%이다. 농도가 진한 식초는 위장의 내벽을 헐게 하기 때문이다. 모든 조미료가 그렇듯이 적절하게 사용해야 그 진가를 발휘할 수 있다.

8

그 밖에
궁금한
음식 상식들

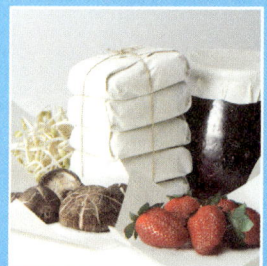
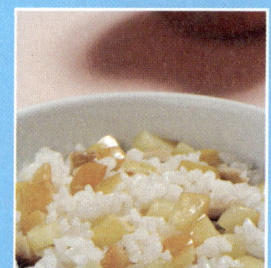
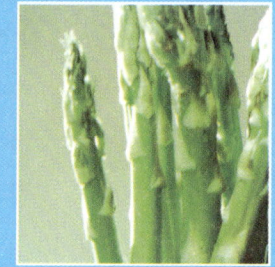

짜게 먹으면
왜 혈압이 높아질까?

● 최근 소금을 많이 먹을수록 오래 산다는 연구 결과가 나와 국제 의학계에 논란거리가 되고 있다. 고혈압 환자도 싱겁게 먹을 필요가 없다는 주장이 제기되었는데, 이에 대해 엉터리 연구로 환자들을 현혹시킨다는 비판도 거세다.

논란은 미국 고혈압 학회 회장인 마이클 올더먼 박사가 지난 3월 『랜싯』지에 발표한 연구 보고서에서 비롯되었다. 올더먼 박사는 11,000여 명의 미국인을 대상으로 조사한 결과, 하루 염분 섭취량이 1,000mg씩 늘수록 사망률이 10%씩 줄어든다고 보고했다. 그러나 미국 국립보건원의 로셀라 박사를 비롯한 많은 학자는 올더먼 박사의 연구가 연구 대상의 선정 등에 오류가 있다고 비판했다. 미국 노스트웨스턴 의대 제레미아 스테믈러 교수도 32개국에서 행해진 연구 결과를 검토한 결과, 염분 섭취량이 많은 사람은 나이가 들어 혈압이 높아진다는 사실을 확인했다고 보고했다.[85]

짜게 먹으면 해롭다는 것은 나트륨(Na) 때문인데 나트륨은 소금의 주성분으로 우리가 먹는 가공 식품에도 많이 들어 있다. 짜게 먹는 것은 고혈압을 포함한 성인병의 요인이 된다. 음식을 짜게 먹으면 나트륨 섭취가 증가한다. 많은 나트륨이 혈관으로 들어가면 수분까지 같이 끌려 들어가 혈액의 부피가 커지고 혈관은 압력을 더 세게 받는다. 정상 혈압이 120/80mmHg(최고/최저)인데 비하여 140/85mmHg(세계 보건기구와 국제고혈압학회가 정한 고혈압의 치료치) 이상으로 혈압이 유지된다. 높아진 압력을 지탱하기 위해서 혈관 벽은 점점 더 두꺼워지고 혈관은 자연히 좁아진다. 그러면 심장이나 신장으로 향한 혈액의 흐름이 변화되고 결국엔 기관들이 손상을 입게 된다.

물론 나트륨이 고혈압의 유일한 원인은 아니다. 하지만 중요한 원인이다. 보통 사람은 하루에 2g 정도의 나트륨이 필요하다.(소금으로 치면 5g 정도) 그러나 한국 사람들은 필요량의 4배나 되는 평균 20g의 소금을 먹고 있다.

표8-1 ● 저염 식사에 허용되는 식품과 제한해야 할 식품[64]

식품의 종류	허용되는 식품	제한해야 할 식품
음료수	우유, 과즙, 보리차, 홍차, 커피, 탄산음료	통조림에 소금이 들어 있는 채소즙 (토마토 주스)
곡류	쌀, 보리, 조, 옥수수가루 등 소금을 넣지 않고 만든 곡류	소금을 넣고 조리한 곡류
빵류	제한 식품 이외의 모든 식품	소금 · 베이킹파우더 · 소다를 넣고 만든 빵
달걀	제한 식품 이외의 모든 식품	소금을 넣은 달걀 요리
국류	소금, 된장, 소금 간을 하여 말린 생선, 해조류, 두부 등을 넣지 않은 국	소금, 된장, 해조류, 멸치, 두부를 넣은 것
고기, 생선류	쇠고기, 간, 돼지고기, 신선한 생선, 소금에 절여 말린 생선	통조림, 소금에 절인 고기 · 생선, 베이컨, 햄, 장조림, 졸인 생선 · 두부, 치즈
지방류	참기름, 식물성 기름	버터, 마가린
감자, 채소류	감자, 고구마, 소금을 넣지 않고 조리한 신선한 채소류	김치, 깍두기, 장아찌, 통조림 채소, 해조류, 시금치, 셀러리
과일류	신선한 것은 무엇이든	
당류, 후식류	흰 설탕, 흑설탕, 잼, 젤리, 커스터드푸딩	케이크, 베이킹파우더나 소다를 넣은 과자
기타	고추, 후춧가루, 식초, 겨자 등을 양념으로 사용한 것	마요네즈(소금을 넣은 것), 화학조미료

음식의 간을 맞출 때만 나트륨이 들어간다고 생각하면 큰 착각이다. 젓갈, 장아찌, 각종 가공 식품(인스턴트식품), 베이킹파우더 등을 통해서 모르는 사이에 많은 양의 나트륨을 먹고 있다. 그러므로 점차 나트륨의 섭취를 줄여 나가야 할 것이다.

나트륨의 섭취를 줄이는 방법

- 조리할 때 소금, 간장, 고추장 등을 줄여 넣는다.
- 식탁에서 소금을 더 치지 않는다.
- 절인 식품의 섭취량과 횟수를 늘린다.

고혈압 없는 에스키모인

● 세계에서 가장 소금을 적게 먹는 민족은 어느 민족일까?

정답은 에스키모인이다. 이들은 거의 생식(生食)을 하기에 소금 섭
취량이 하루 3~5g에 불과하다. 그래서 에스키모인에게는 고혈압이란
병이 없다. 반면에 하루 25g의 소금을 먹는 일본 북부 지방 사람들은
30~40%가 고혈압을 앓고 있다.[86]

한국인의 경우 성인이 하루 20g 정도의 소금을 먹는 것으로 알려
져 있고 서양의 경우는 한국인 섭취량의 반 정도인 6~10g인 것으로
알려져 있다. 일본의 경우는 소금의 평균 섭취량이 1970년대에는
15g이던 것이 1980년대에는 12g 정도가 되었고, 지금은 10g으로 줄
이려고 노력하고 있다.

왜 한국인이나 일본인은 서양 사람보다 더 짜게 먹을까? 동물성
식품이나 우유에는 충분한 염분이 포함되어 있으므로 육식 동물은 소
금을 따로 먹을 필요를 느끼지 않는다. 그러나 곡류나 과일과 채소에
는 염분이 적어서 채식 동물은 소금이 필요하다. 그래서 채식을 주로
하는 한국인과 일본인은 짜게 먹는 것이다.

이렇게 소금의 섭취가 관심의 대상이 되는 이유는 소금 섭취량이
건강과 밀접한 관련이 있기 때문이다. 특히 우리나라 사람들에게 많은
고혈압이 소금 섭취와 관련 있다는 것은 잘 알려진 사실이다. 세계 각

국의 소금 섭취량과 혈압의 관계를 보면 소금 섭취량이 많을수록 혈압이 높게 나타난다. 소금 섭취량이 많으면 고혈압이 되기 쉽다는 과학적인 증거는 뚜렷하지 않으나 소금 섭취량이 많은 민족에 고혈압이 많고, 그로 인한 뇌일혈 발생률과 사망률도 높다는 것이 각국의 역학 연구에서 공통적으로 보고된 사실이다.

세계보건기구가 권장하는 소금의 섭취량은 10g 정도로 나트륨으로는 4,000mg 정도이다. 우리나라는 이의 2배 이상을 먹고 있으므로 나트륨 섭취를 줄여야 할 것이다.

소금 이외에 나트륨을 많이 공급하는 식품으로 화학조미료가 있다. 화학조미료는 나트륨글루타메이트가 주성분으로 사용 정도에 따라 다르긴 하지만 많은 양의 나트륨을 공급하는 것으로 알려졌다.

이제 우리나라 보통 사람의 식생활을 예로 들어 나트륨 섭취량을 살펴보자.

아침에 보리밥 한 공기에 미역국 한 대접, 계란부침과 배추김치를 반찬으로 먹으면 양에 따라 다르겠으나 대략 1,400mg 정도의 나트륨을 섭취한다. 그런 후 직장에 나가서 열 시 반쯤 커피 한 잔과 비스킷 세 개 정도를 먹으면 800mg 정도의 나트륨을 섭취하게 된다. 점심시간에 비빔밥 한 그릇과 국물을 먹으면 나트륨 2,000mg 정도, 서너 시쯤 간식으로 과자 한 봉지를 먹으면 나트륨 600mg 정도를 섭취하게 된다. 저녁으로 보리밥 한 공기, 김구이, 김치, 우거짓국, 고등어구이 한 토막을 먹으면 1,200mg 정도의 나트륨을 섭취하게 된다. 밤에 자기 전에 라면을 한 개 삶아 먹으면 또 2,000mg 정도의 나트륨을 섭취하게 된다.

이 정도면 2,500kcal, 즉 한국인 영양권장량에서 권장하는 성인 남성의 열량을 섭취하게 되는데 나트륨은 7,480mg을 섭취하게 된다. 소금이 많이 들어 있는 젓갈류를 먹지 않아도 나트륨 권장량의 2배를 섭취했음을 알 수 있다. 게다가 보통 마시는 물에도 나트륨이 들어 있으므로 상당한 양을 섭취하는 셈이 된다. 그러나 많은 사람이 이미 짠맛에 익숙해져서 소금을 적게 먹는 것이 상당히 어렵다.

나트륨 함량이 적은 음식을 고르는 요령 [38]

- 되도록 식탁에서 소금이나 간장을 찍어 먹지 말자.
- 햄, 소시지, 건어포, 소금에 절인 생선처럼 소금을 이용해 조리, 저장한 음식을 피하자.
- 소금을 많이 이용한 젓갈류를 피하자.
- 김치, 짠지 같은 것은 싱겁게 담가 냉장고에 보관하자.
- 싱겁게 담가 간장, 된장, 고추장의 사용량을 줄인다.
- 라면, 즉석 스프, 냉동식품, 튀김 가루 등 가공한 음식의 섭취를 되도록 줄인다.
- 깡통에 들어 있는 음식, 짠맛이 나는 스낵 등의 섭취를 줄인다.
- 화학조미료, 케첩 등의 사용을 제한한다.
- 스포츠 음료수, 코코아 가루, 깡통 토마토 주스 등의 섭취를 피한다.
- 냉장 고기와 새우 같은 패류의 섭취를 줄인다.

표8-2 ● 식품 중의 나트륨 함량[38]

식품군	식품명	중량	나트륨 함량(mg)
단백질 식품	쇠고기 불고기	한 접시	776.37
	돼지고기 등심구이	한 접시	378.65
	닭튀김(다리)	한 개	284.65
	된장	한 숟가락	1,290.78
	달걀	한 개	74.89
	명태 – 생것	한 토막	147.61
	명태 – 조림	한 토막	533.41
	고등어 – 생것	한 토막	50.12
	고등어 – 구이	한 토막	2,349.26
	참치 통조림	100g	226.01
	햄	세 쪽	612.00
	생선묵(어육)	한 접시	756.68
칼슘 식품	우유	한 컵	116.82
	멸치볶음	한 접시	311.39
	아이스크림	한 개	86.42
무기질 및 비타민 식품	시금치나물	한 접시	772.77
	콩나물	한 접시	607.07
	김치	한 접시	693.05
	사과	한 개	1.25
	귤	한 개	0.70
	배	한 개	5.10
	딸기	한 개	1.00
	바나나	한 개	0.97
	김 구이	한 접시	804.32
당질 식품	밥	한 공기	2.00
	비빔밥	한 그릇	1,025.70
	옥수수 – 생것	한 개	2.60
	라면	한 개	1,805.4 ~ 2,065.8
	새우깡	한 봉지	603.00
	도넛	한 개	185.37
	식빵	두 쪽	600.00
지방 식품	마가린	한 큰술	96.19
	참기름	한 작은술	0.09
	콩기름	한 큰술	0.21

아침 식사가 중요한 이유

● 얼마 전 서울 시내 남녀 고교생을 대상으로 조사한 식사 실태를 보니 놀랍게도 50% 이상의 학생들이 아침을 거르고 등교하는 것으로 나타났다. 여러 조사에서 이미 많은 직장인의 불규칙적인 식사가 지적되었지만 특히 청소년의 아침 결식은 두뇌 활동에 필요한 영양소인 포도당의 공급이 원활치 못하게 되어 학습 능력이 저하된다는 점과 청소년기의 건강이 장년기의 건강에도 영향을 미친다는 점 때문에 더욱 심각한 문제로 받아들여진다.

일부에서는 아침을 굶는 것이 체내의 독을 배설하고 건강을 유지하는 데 좋은 방법이라고 하지만 결코 보편성을 가질 수 없는 이론이며 아침 식사의 중요성은 이미 영양학계에서 증명되고 있다. 한국인은 오래전부터 아침 식사를 하루 세 끼 중에서 가장 중요시하였다. 이것은 영양학적으로 볼 때 지극히 과학적이고 합리적이다. 외국에서는 저녁에 잔치를 벌이지만 한국에서는 주로 아침에 손님 대접을 한다. 생일 등의 잔치에도 아침에 손님을 모시는 것이 정례이다.

아침 식사를 중요시하는 것은 생체 리듬을 고려할 때 과학적이다. 위(胃)가 공복으로 있는 가장 긴 시간은 저녁 식사와 이튿날 아침 식사까지로, 거의 12시간 이상이다. 취침 동안은 활동량이 적다고 하지만 아침 영양을 충분히 섭취하지 못하고 격무에 접하면 저혈당증(低血糖

症)에 걸리기 쉽다. 혈액에는 항상 0.1%의 포도당이 들어 있어야 하는데 포도당의 공급 없이 활동을 시작하면 일에 의욕이 없고 능률도 나지 않는다.[2]

아침을 거르고 바쁘게 출근하거나 등교하여 점심시간까지 기다렸다가 심하게 배가 고픈 상태에서 식사를 하는 습관은 두 가지 이유에서 비만이 올 수 있다. 첫째, 굶주렸던 위장관 세포가 오랜만에 들어온 음식물을 하나도 놓치지 않으려 한다. 즉 흡수율이 증진되어 비만이 될 수 있다. 둘째, 두 번 먹는 것보다 오히려 더 많은 양을 먹는다. 점심을 포식하거나 간식을 많이 찾게 된다. 퇴근할 때까지 과식할 기회가 별로 없는 경우엔 하루 종일 허기진 배를 저녁 식사나 야식으로 가득 채우고 곧바로 취침으로 연결되어 문제가 더 커진다. 잠을 잘 때에는 체지방 합성 효소가 활성화되면서 더욱 쉽게 비만이 올 수 있기 때문이다. 비만은 고혈압, 동맥경화, 고지혈증, 당뇨병, 심장병, 관절 질환, 담석증 등의 성인병을 유발한다.

한편 많은 사람이 아침 식사의 중요성은 알지만 어떻게 먹어야 할까에 대해 부담스러워한다. 나도 밤늦게까지 일하고 아침에 힘들게 일어나 두 아이를 등교시키고 출근하려면 매일 한바탕 전쟁을 치르는 느낌이다. 그러나 특별한 경우를 제외하고는 아침을 굶겨 보내지 않으며 나 자신도 굶은 적이 없다.

참고로 우리 아이들이 꿀꿀이죽이라고 놀리는 우리 집의 아침 메뉴를 소개하겠다. 저녁에 국을 준비해 놓았다가 간단히 말아먹는 국밥, 콩나물을 깔고 밥을 지어 비벼 먹는 콩나물비빔밥, 된장국에 감자를 많이 넣고 이 건더기에 달걀 프라이와 김치 썬 것을 얹어 먹는 것, 육수 내어 3~4인분씩 냉동실에 얼려 두었다가 녹여 떡쪽을 넣고 끓인 간편 떡국, 각종 채소와 어묵에 치즈까지 썰어 넣은 알찜 등이 주메뉴이다.

가을 보약, 늙은 호박

● 늙은 호박은 예부터 산후 회복에 효과적이라고 알려져 왔으며, 동짓날에 호박을 먹으면 중풍에 걸리지 않는다는 말도 있다. 이는 호박에 많은 비타민A와 비타민C, 비타민B_2의 효과 때문이다.

현재 우리나라에서 재배되는 호박에는 여러 품종이 있지만 편의상 성숙 정도에 따라 애호박과 늙은 호박으로 부르고 있다. 이 중 반찬용으로 애용되는 애호박이 전체 생산량의 대부분을 차지하며 늙은 호박은 20% 정도이다. 늙은 호박은 저장성이 좋아 겨우내 두고 이듬해까지 먹을 수 있으며 겨울에 부족하기 쉬운 비타민A의 공급원으로 안성맞춤이다.

호박에는 황색을 나타내는 천연 색소인 카로티노이드(carotenoids)계 화합물이 많다. 카로티노이드계 색소에는 카로틴, 리코펜, 루틴 등의 성분이 있으며, 특히 비타민A의 효력을 나타내는 베타카로틴(β-carotene)과 잔토필(Xanthophyll)을 함유한다. 매우 안전한 물질로 알려진 베타카로틴은 2개의 비타민A 분자가 결합한 구조로서 분해되면 비타민A가 된다. 따라서 비타민A가 필요할 때마다 혈액 속의 베타카로틴이 필요한 만큼의 비타민A로 변환된다. 베타카로틴의 장점은 많이 먹어도 독성이 나타나지 않는다는 점이다.

실제로 카로틴이 많이 함유된 식품을 여러 주에 걸쳐 많이 먹을 때는 피하 지방 조직을 비롯한 지방 조직에 축적되어 피부, 특히 손바닥, 발바닥이 노란색으로 변한다. 그러나 카로틴의 섭취를 중단하면 곧 노란색은 없어진다.

최근에는 비타민A의 전구체라고만 생각되었던 카로틴이 암을 예방한다는 연구 결과에 커다란 관심이 쏠리고 있다. 진한 적황색의 호박은 여러 암을 예방하는 것으로 알려져 있다. 전 세계적으로 행해진 역학 조사에 따르면 황색 채소는 폐암, 식도암, 위암, 방광암, 후두암, 전립선암의 위험을 줄이는 것으로 생각되며, 아울러 카로티노이드류의 섭취량이 적은 지역에서는 악성 종양의 발생 빈도가 높은 것으로 밝혀졌다.

호박을 고를 때 늙은 호박은 들어서 무거운 것이 좋다. 속이 꽉 차서 과육이 많아야 달고 맛이 있기 때문이다. 또 누런색이 진할수록 카로틴이 많다.

겨울로 접어들면 호박 값이 아주 비싸지므로 호박이 많이 나오는 철에 사 두었다가 먹는 것이 좋다. 호박은 저장성이 강하므로 관리만 잘 하면 이듬해 초여름까지도 먹을 수 있다. 통째로 보관하는 법과 썰어 말려서 보관하는 두 가지 방법이 있다. 호박을 통째로 보관할 때는 바람이 잘 통하는 신선한 곳에 두어야 한다. 열에 약하기 때문에 온도가 높으면 금방 썩어 버리기 때문이다. 또 한자리에 그대로 두고 보관해야지 이리저리 옮기면서 손을 많이 대면 쉽게 상한다.

썰어서 보관하려면 먼저 호박을 반으로 잘라 씨와 속을 깨끗이 긁어낸다. 껍질을 칼로 깎아 낸 다음, 주황색 속살을 적당한 크기로 납작납작하게 썬다. 이것을 채에 받쳐 햇볕에 널어 말리는데 햇볕을 많이 받으면 호박에 포함된 베타카로틴 성분이 강화되고 단맛도 증가해 죽을 끓이거나 호박떡을 해 먹을 때 한층 더 맛을 돋운다. 호박고지는 신선한 곳에 보관하고 날이 더워지면 냉동실에 보관하는데 이러면 이듬해까지도 거뜬히 먹을 수 있다.

표8-3 ● 호박(100g)의 일반 성분 [57]

식품명 성분	애호박	단호박	호박고지	호박순
열량(kcal)	27.0	53.0	300.0	24.0
수분(%)	95.0	82.7	15.6	91.5
단백질(g)	2.0	1.2	11.5	2.9
지질(g)	0.6	0.2	1.3	0.4
당질(g)	3.5	13.3	62.6	2.1
섬유소(g)	0.4	0.8	4.4	1.5
회분(g)	0.5	0.9	4.6	1.6
칼슘(mg)	15.0	44.0	198.0	69.0
인(mg)	23.0	23.0	105.0	52.0
철(mg)	0.7	4.1	4.0	2.6
비타민A(I.U.)	930.0	1,000.0	–	3,800.0
비타민B$_1$(mg)	0.06	0.02	–	0.08
비타민B$_2$(mg)	0.15	0.07	–	0.13
나이아신(mg)	0.0	0.6	2.0	0.5
비타민C(mg)	8.0	13.0	36.0	13.0

조금씩 먹어야
약 되는 은행

● 우리 조상들은 일상 먹는 음식이 곧 약이 된다는 사고를 갖고 있었다. 그래서 음식의 재료가 되는 식품이 민간 요법의 약재로도 쓰였다.

은행은 술안주나 신선로 등의 고명으로 요긴하게 쓰였을 뿐 아니라 만성 기관지 천식에 진해 작용을 하고 호흡 곤란을 다스린다 하여 한방에서 약으로 쓰였다.

은행은 밤에 오줌을 싸는 어린이의 치료에 좋은 효과가 있는 것으로 알려졌는데, 잠들기 서너 시간 전에 구운 은행 5~6개를 먹이면 가벼운 증세는 며칠 안에 낫는다고 한다. 옛날 중국에서는 가마 타고 시집가는 신부가 도중에 오줌 누는 것을 예방하기 위해 떠나기 전 구운 은행 10여 개를 먹었다고 한다.[10]

한편 은행나무의 푸른 잎에서 플라보노이드에 속하는 루틴을 추출하여 약용으로 사용하기도 한다. 우리나라 은행나무 잎에서 추출되는 성분은 고혈압, 당뇨, 심장병 등 성인병 예방 치료제와 화생방의 해독제로서 각광을 받고 있다. 우리나라 은행나무 잎의 약효는 외국의 것에 비해 10~20배가 더 높다고 한다.[8]

은행나무의 열매는 황색으로 악취가 있는 외종피(껍질)에 싸여 있고 속에 단단한 껍질이 있다. 먹는 부분은 껍질 안의 내배유(곡류의 대부분을 차지하는 먹는 부분으로 발아 후 싹이나 뿌리에 양분을 공급하는 곳이라 영양소가 많이 저장되어 있다.)로 황록색을 띠며 맛이 좋다. 사람에 따라서 외종피가 피부에 닿으면 옻이 오르는 알레르기 증상을 보이기도 한다. 내배유는 전분, 단백질, 지방질이 많고 비타민A, 비타민C, 나이아신 등도 상당량 들어 있다. 신경 조직의 성분이 되는 레시틴과 비타민D의 모체가 되는 에르고스테린도 있다.

은행에 고유한 풍미를 주는 또 다른 성분은 청산 배당체이다.[2] 은행은 계절적으로 청산이 생성되므로 많은 양을 먹으면 중독된다. 그러나 청산이 100g 중 50mg 미만인 것은 별 지장이 없다. 한 임상 실험에서 하루에 은행을 150개 이상 먹었더니 열이 나고 토하며 호흡이 곤란해졌다는 보고가 있다. 특히 덜 익은 열매는 그 해가 더 심하다고 한다. 청산은 맹독성 물질로 중추 신경의 자극과 마비를 동시에 일으키고 혈액 중의 산화, 환원 작용을 상실시켜 순간적으로 사람을 죽게 한다.[4] 그러나 굽거나 가열해서 익히면 독성이 없어지므로 날것으로 먹지 않으면 괜찮다.

굴, 바다에서 나는 우유

● 생선회를 먹지 않는 서양 사람들이 날것으로 즐겨 먹는 유일한 수산 식품인 굴은 '바다의 우유' 라는 별칭을 갖고 있다. 요새는 아예 '바다의 의약품' 이라는 칭호까지 얻을 정도로 영양가가 높다. 생굴 100g (1인분 한 접시)에는 성인이 하루에 섭취해야 하는 동물성 단백질의 반 정도가 들어 있다. 칼슘이나 철분, 요오드 같은 무기질도 풍부하다. 지용성 비타민과 수용성 비타민이 비교적 풍부하고, 비타민B$_{12}$의 함유량도 많은 편이다.

특히 굴의 단백질은 알라닌, 글리신, 글루타민산 등의 단맛과 타우린, 시스틴 등의 아미노산이 균형 있게 조성되어 있어 영양의 균형과 더불어 신진대사도 매우 활발하다. 굴 맛이 좋은 12~2월에는 지방의 함량이나 글리코겐의 함량이 증가한다. 연하고 소화와 흡수가 쉬운 굴은 비타민과 무기질 공급원으로도 적당하다.

우리가 먹는 음식 중 탄수화물은 혈액으로 들어가면 췌장에서 나오는 호르몬의 도움을 받아 글리코겐이 되어 에너지로 간에 저장된다. 이 글리코겐을 과다 섭취하면 췌장에 부담을 주어 당뇨를 일으킬 수 있다. 그런데 굴에 들어 있는 글리코겐은 췌장에 부담이 적고 체내의 글리코겐으로 활용되기 때문에 당뇨병 환자도 안심하고 먹을 수 있다.

굴 엑기스의 천연 타우린은 심장병에 큰 효과가 있다. 그래서 혈관

확장제로 쓰이는 협심증 예방약인 니트로글리세린 대신 생굴을 먹으라고 주장한 사람도 있다.

이렇게 좋은 약품이자 식품인 굴도 '보리가 패기 시작하면 먹지 말라.' 하였다. 이런 금기 사항은 우리나라뿐 아니라 전 세계에 널리 알려져 있다. 일본에서는 '벚꽃이 지면 굴을 먹지 말라.' 하고 서양에서는 달력의 영문 가운데 R자가 들어 있지 않은 5, 6, 7, 8월에 생굴을 먹어서는 안 된다고 경고한다. 이 시기가 굴의 산란기이기 때문이다.[8] 산란기에는 영양분이 줄어들 뿐 아니라 때가 여름철이라 빨리 부패하므로 식중독을 일으키기 쉬워 생긴 말이다. 또 이때의 굴은 아린 맛이 심해서 좋지 않다.

레몬을 곁들인 굴은 프랑스 요리로 유명하다. 레몬이라면 군침이 나올 정도로 강한 신맛을 가지고 있는 과실로 굴에 레몬즙을 떨어뜨리면 나쁜 냄새가 가신다. 레몬의 구연산은 식중독 세균의 번식을 억제하며 살균 효과도 있다.

식품의 부패를 일으키는 부패 세균은 수소이온 농도(pH) 7 정도의 중성에서 활발하게 활동하는 특성이 있다. 어패류와 육류는 모두 중성이어서 부패균이 번식하기 쉬워 신선도를 유지하기가 매우 어렵다.

더욱이 굴에는 수분과 단백질, 글리코겐이 함유되어 있어 세균의 번식이 빨라 변질하기 쉽다. 그런데 레몬은 구연산이 많아 새콤하며 그 자체로는 산성으로 산도(pH)가 3~4 정도다. 이러한 산성 조건 하에서는 부패 세균이 잘 자라지 못한다.

이처럼 굴을 먹을 때 레몬즙을 곁들이거나 초고추장에 찍어 먹는 것은 산뜻한 맛을 주는 효과뿐 아니라 부패 세균의 번식 억제와 살균 효과도 기대해서이다.

참기름은 왜 오래 두어도
상하지 않을까?

● 한국 음식에서 없어서는 안 될 대표적인 조미료를 꼽으라면 참기름을 빼 놓을 수가 없을 것이다. 옛날 사람들이 한두 해 멀다 않고 닥치는 흉년과 가뭄을 견뎌 냈던 데에는 참기름이 일등 공신이었다고 얘기하는 학자도 있다. 서민들이 영양도 없고 맛도 없는 구황(救荒) 푸새를 목구멍에 넘기고 또 나름대로 영양을 공급해 준 것이 오로지 참기름 덕이라는 설명이다.

참깨는 칼슘과 인의 함량이 높다. 특히 검은깨에는 칼슘의 함량이 1,100mg%로 높다.

참깨 100g은 564kcal나 되는 고열량 식품으로 예로부터 영양 강장제로 쓰여 왔다. 특히 깨죽은 병후의 회복 음식으로 애용되어 왔다.

참깨의 주요 단백질은 글로불린인데, 구성 아미노산으로 보아 동물성 단백질에 비해서도 떨어지지 않는 우수한 것이다. 참깨에는 비타민B_1, 비타민E, 리놀산, 리놀렌산 등 중요한 불포화 지방산이 많이 들어 있다. 따라서 참기름은 항콜레스테롤 물질로 고혈압과 동맥경화에도 좋은 식품이다.[31]

참기름은 참깨의 종자를 압착하여 얻으며 고소한 맛이 난다. 비타민E와 세사몰이라는 페놀성 물질을 함유하고 있어서 산화 안정도가 매우 높고 튀김이나 조리용으로 알맞다.

주요 지방산으로는 대략 올레산 40%, 리놀레산 44%, 팔미트산 9%가 들어 있다. 불포화 지방산인 리놀레산은 비타민F라고 불리며 체내에서 합성되지 않는 필수 지방산으로 음식으로 섭취해야 하는 영양소이다.[2]

표8-4 ● 참깨의 일반 성분

수분	3.8 ~ 7.0%
단백질	19.4%
지방	50%
당질	11 ~ 14%
섬유소	11 (검정깨) ~ 2.9 (흰깨) %
무기질	4.3 ~ 5.3%

참기름은 저장성이 우수하여 오래 두고 먹을 수 있는 장점이 있다. 기름이 변질하는 것을 산패라 하는데 동물성 지방에 비해 참기름이 잘 산패되지 않는 이유는 기름의 산화를 막아 주는 비타민E와 세사몰이 들어 있어서이다. 세사몰은 참깨에만 존재하는 항산화 성분이다. 이들 성분은 기름을 덜 정제했을 때 많이 존재한다.

참깨는 볶아서 짜야만 고소한 향미가 난다.[8] 참깨를 볶을 때 나오는 고소한 향기는 바로 아미노산의 일종인 시스틴 때문이다. 참기름은 참깨를 생것 그대로 짜면 흰빛이 되고, 볶아서 짜면 검은빛을 낸다. 건강식으로는 생참깨를 그대로 짠 것이 좋고, 요리에는 좋은 향기를 내는 볶아서 짠 것을 이용한다.[31]

올리브기름과 심장병

● 최근 올리브기름이 심장 혈관 관련 질환 예방에 탁월한 효과가 있다고 알려지면서 올리브기름에 대해 물어 오는 사람이 많다. 실제로 올리브가 생산되는 지중해 연안 나라의 사람들이 심장 순환 계통의 질병으로 사망하는 비율이 북유럽, 미국, 아시아 등 다른 나라에 비해 현저히 낮다고 한다.

크레타 섬 사람들은 세계에서 가장 많은 지방을 섭취한다. 그들은 칼로리의 45%를 지방으로 섭취하는데, 섭취 칼로리의 33%가 올리브에서 나온 지방이다. 이렇게 많은 지방을 먹는 크레타 섬 사람들은 심장병이 많고 수명도 짧아야 할 것이다. 그러나 정반대다. 크레타 섬은 심장병과 암 사망률이 세계에서 가장 낮은 곳 중의 하나이다. 이 섬의 '장수 인자(longevity factor)'를 찾아 나선 과학자들은 올리브기름에 주목하게 되었다. 크레타 섬에서는 올리브기름이 포도주처럼 소비되며, 그것을 1인당 소비량으로 계산해 보면 다른 어느 나라보다도 많다. 그 뒤를 이탈리아, 그리스, 그 밖의 지중해 지역 나라들이 잇는다.[29]

과연 올리브기름은 어떤 작용을 하는가? 올리브기름에는 이른바 단순 불포화 지방 분자가 지배적인데, 이 단순 불포화 지방은 면실유 같은 식물성 기름보다도 성인병 예방에 더 효과적이다. 올리브기름은 혈중 콜레스테롤 수치를 낮추기는 하지만 다른 식물성 기름과는 달리 유익한 HDL 콜레스테롤 수치는 낮추지 않는다. 따라서 올리브기름을 먹으면 유해한 LDL 콜레스테롤과 유익한 HDL 콜레스테롤의 비율이 개선된다. 즉 '유익한 콜레스테롤'이 심장병을 물리치는 것이다.

콜레스테롤은 지방질로 혈액의 흐름에 따라 떠다니기 때문에 지단백에 실려서 필요한 곳으로 운반된다. 지단백에는 고밀도 지단백(HDL)과 저밀도 지단백(LDL)이 있다. 유익한 콜레스테롤인 HDL은 혈관 벽에 붙은 콜레스테롤을 제거, 청소하는 역할을 함으로써 죽상동맥경화증 등 심혈관 질환이 발생할 수 있는 위험성을 줄여 준다. 반면 해로운 콜레스테롤인 LDL은 콜레스테롤을 쉽게 산화시키고 혈관 벽에도 쉽게 들러붙게 만들어 죽상동맥경화를 일으키는 원인이 된다.

또한 올리브기름에는 단순 불포화 지방산뿐 아니라 리놀렌산, 비타민, 스쿠알렌 등이 있어 혈중 콜레스테롤을 13%까지 낮춰 준다. 이렇게 마이너스 콜레스테롤 역할을 톡톡히 해내므로 유방암, 당뇨병, 고혈압 등 성인병 예방에 최고인 셈이다.

올리브기름에는 비타민A, C, D, E, F 등과 노화 방지 효소가 40여 가지 이상 들어 있어 여성의 노화 방지와 골다공증 예방에도 탁월한 효과가 있다. 중년 여성에게 많이 생기는 골다공증은 뼈와 석회질인 광물질이 제거되면서 일어나는 심각한 질병인데, 올리브기름은 칼슘이 빠져 나가 뼈의 밀도가 약해지는 것을 예방해 준다.[87]

녹황색 채소가
유방암 막는다

● 과거에는 필수 비타민과 무기질은 음식을 통해 결핍되지 않을 정도만 섭취하면 그 이상은 불필요하다고 생각해 왔다. 그러나 최근 10여 년 간 영양학 분야에서는 결핍증 예방의 차원을 넘는 비타민에 관한 새로운 역할을 규명해 왔으며, 이 결과 비타민을 적절히 섭취하면 여러 질병을 예방하고 건강을 증진시킬 수 있음이 밝혀졌다. 특히 항산화제 비타민인 비타민C와 E, 베타카로틴은 암 예방과 심장 질환 등에 효능이 있음이 입증되었다.

서울 중앙병원 유방 클리닉 안세현 교수팀과 연세대 식품영양학과의 연구에 따르면 암 환자의 경우 항산화 비타민의 일종인 베타카로틴의 수치가 정상인의 58%에 지나지 않았다. 1995년 초부터 1996년 2월까지 유방암 환자 98명과 정상인 198명을 비교한 결과다. 알파 토코페롤의 수치도 유방암 환자는 정상인의 51%에 지나지 않는 등 큰 차이를 보였다. 이 연구는 설문 조사에 따른 것으로 시금치, 오이, 당근 같은 녹황색 채소나 과일이 유방암 예방에 효과적이라고 보도했다.[88]

인체 내에서 산화 작용이 일어날 때는 활성화 산소가 생성되는데 이것은 단백질이나 유전자에 손상을 일으켜 노화를 일으키거나 암을 발생시키는 것으로 알려져 있다. 항산화 비타민은 활성화 산소가 생기지 않게 하거나 작용을 억제하는 물질이다.

조선대 김영곤 교수는 "250여 가지 질병에서 유해 활성 산소가 발생되는 게 확인됐고 이 병을 막기 위한 항산화제의 효능이 서서히 입증되고 있다. 업계에서는 2000년대의 세계 항산화제 시장이 인터페론의 1,000배가 될 것으로 전망하고 있다." 하고 말했다.

유해 활성 산소는 우리 몸에 해가 되는 산소 화합물을 총칭하며 산소 프리래디컬(자유유리기)이라고도 부른다.

유해 활성 산소는 정상적인 인체의 대사 과정에서 끊임없이 만들어지는 물질로, 통상 우리가 호흡하는 산소의 2~5% 정도는 유해 활성 산소로 바뀐다고 한다.

유해 활성 산소가 위험한 것은 강력한 산화 작용 때문이다. 철이 산소와 접촉해 녹슬 듯이 몸 안의 유해 활성 산소는 세포나 단백질, DNA를 손상시켜 세포 구조나 기능 신호 전달 체계에 이상을 일으킨다. 미국 존스홉킨스 대학 연구진은 유해 활성 산소가 세포의 암화(癌化)를 촉진하는 반면 항산화제나 특정한 단백질 저해제는 세포의 암화를 부추기는 신호를 차단한다는 연구 결과를 1994년 3월 과학 전문지 『사이언스』에 발표했다.

표8-5 ● 항산화 비타민이 들어 있는 식품

종류	식품
비타민C	양배추, 풋고추, 아스파라거스, 브로콜리, 케일, 흰콩, 고구마 등 채소류 귤, 포도, 오렌지, 딸기, 레몬, 수박, 멜론 등 과일 파인애플 주스, 토마토 주스, 오렌지 주스
비타민E	아몬드, 헤이즐넛, 땅콩버터, 샐러드, 해바라기씨, 배아 식물성 기름(콩기름 · 팜유 · 옥수수기름 등) 닭, 간, 대합, 고등어, 연어, 새우
베타카로틴	상추, 케일, 고춧잎, 시금치, 무순잎, 근대 등 암녹색 잎채소류 당근, 호박, 고구마 등 적황색 채소류 살구, 귤, 망고, 파파야, 복숭아 등 적황색 과일 붉은 고추, 토마토, 토마토 주스

표고버섯의 신비

● IMF의 여파로 대부분의 외식업체가 불황을 맞아 고전을 면치 못
할 때에도 손님이 늘어 즐거운 비명을 지른 곳이 있었다. 바로 동서양
의 메뉴를 접목시킨 크로스오버풍의 식당이다. 비프스테이크를 먹으
면서 매콤한 우리 음식을, 한정식을 먹으면서 서양 음식의 맛을 아쉬
워했던 경험이 있기에 그 인기의 비결이 이해가 간다.

식품 중에서도 이렇게 채소류와 육류의 영양가가 크로스오버된 식
품이 있는데 그것이 바로 버섯이다.

버섯은 채소류와 과일류같이 무기질이 풍부하고 육류와 같이 단백
질이 적절히 함유되어 있어 서양에서 베지터블 비프스테이크(vegetable
beefsteak)라고 부를 만큼 채소와 육류의 장점을 고루 갖추고 있다.[4]

버섯류에는 면역 체계의 작용을 활발하게 하고 혈액의 응고를 방
해하며 발암을 늦추는 화합물이 많이 들어 있다.

여러 종류의 버섯 중에서도 표고버섯은 영양가가 좋고 풍미가 독
특해서 예로부터 동양에서 많이 이용되어 왔다. 옛 문헌을 보면 표고
버섯은 '무독(無毒), 익기(益氣), 불기(不飢), 치풍(治風), 파혈(破血)'의
약효를 지녔다고 씌어 있다. 즉 아무리 먹어도 독성이 없고, 사람의 원
기를 보하며, 먹으면 영양이 되고, 풍을 없애 주어 고혈압을 예방하고,
혈액 순환이 잘 되게 해 어혈(瘀血)을 없애 준다.

1960년 미시간 대학의 케네스 코크란(Kenneth Cochran) 박사는 표고버섯에는 면역 체계의 기능을 높이는 강력한 항바이러스 물질이 들어 있는데, 이 화합물은 단당류가 길게 연결된 렌티난(lentinan)이라는 다당류임을 밝혔다.

뒤를 이어 일본 학자들은 렌티난이 천연의 방어 물질인 인터페론이라는 물질을 만들어 낸다는 것을 밝혔다. 따라서 표고버섯의 성분은 암과 싸우는 데에 놀라운 효능을 갖고 있음이 입증됐다.

표고버섯을 먹으면 혈중 콜레스테롤 수치가 낮아지며 포화 지방의 지나친 섭취로 인한 악영향도 어느 정도 억제된다. 표고버섯이 혈압 강하에 좋은 것은 에리타데닌이라는 아미노산이 혈액 대사의 회전을 빨리 해서 콜레스테롤을 제거하기 때문인 것으로 해석되는데, 이 에리타데닌은 신장병과 담석에도 효과가 있다고 한다. 그래서 표고버섯을 차처럼 물에 달여 마시면 효과가 크다.[57]

표고버섯은 기후와 밀접한 관계가 있어 일기 변화가 생산량과 상

표8-6 ● 좋은 표고버섯과 좋지 않은 표고버섯의 특징 [18]

좋은 표고버섯	좋지 않은 표고버섯
· 품종 고유의 특성을 갖고, 모양이 원형 또는 타원형으로 고르다.	· 모양이 고르지 않다.
· 갓이 피지 않은 상태로 고유의 모양을 갖추고 연갈색 바탕에 거북 등처럼 갈라져 흰 줄무늬가 있다.	· 갓이 피어 있는 상태로 고유의 모양을 갖추지 않고 육질이 얇다.
· 고유한 향기와 색, 적당한 육질을 갖고 있고 광택이 나며, 전체가 오그라드는 모양으로 두껍다.	· 향기가 나지 않고 수분 함량이 높다.
· 손상되지 않고 고르기가 90% 정도이며, 수분이 13% 정도이다.	· 색깔이 고유하지 않고 불규칙하다.
· 봄·가을에 생산된 것으로 잘 건조되었다.	· 외양에 상처가 있다.
· 생표고는 외관에 흠집이 없고 싱싱해 보인다.	· 여름에 생산된 것으로 잘 건조되지 않았다.
	· 모양이 반구형 또는 타원형으로 고유의 향기가 없다.
	· 수분 함량이 많아 저장성이 떨어진다.

품의 질에도 영향을 끼친다. 밤낮의 기온 차가 심할 때는 품위가 높아 화고·동고의 생산량이 많으며 밤낮의 기온 차가 적은 여름철에는 성장은 빠르나 두께가 얇다. 또 잦은 비와 고온으로 색이 변질되는 경우가 많다.

표고버섯의 등급별 상품 특성

● 1등급(화고)
일반적으로 화고라고 한다. 갓이 피지 않은 상태로 고유의 모양을 갖추고 연갈색 바탕에 거북이 등처럼 흰 줄무늬가 많으며 검은 부분은 극히 적다. 흑화고는 검은 바탕에 갈라진 부분만 희다.

● 2등품(동고)
고유의 모양을 갖추고 있으며 봄·가을에 생산된 것은 짙은 흑갈색으로 상품성이 높다. 여름산은 고온의 영향으로 빛 바랜 갈색을 띠고 있는데 상품성도 낮다.

● 3등품(향고)
갓이 조금 핀 상태로 약간 노란빛을 띠고 고유의 형태를 갖추지 못하여 동고보다는 조금 크다.

● 4등품(향신)
갓이 90% 이상 핀 상태로 모양이 넓고 크며 두께가 얇다. 색깔은 누런빛을 띤다.

● 5등품(등외)
갓이 만개하여 옆으로 퍼지고 일정한 형태는 없으며 두께가 가장 얇다.

콘플레이크와 우유의 궁합

● 하루를 시작하는 균형 잡힌 아침 식사는 건강 유지를 위해 아주 중요하다. 영어로는 'breakfast'. 글자 그대로 공복을 깨뜨린다는 뜻으로 10여 시간이 넘는 긴 밤의 공복을 깨뜨리며 새로운 하루의 에너지를 공급하므로 그 중요성이 크다고 볼 수 있다.

그러나 많은 사람이 바쁜 일과에 쫓겨 제대로 아침 식사를 하지 못하는 실정이다. 바쁜 아침에 필요한 영양소를 공급하기 위해 가장 간단한 방법 중의 하나가 콘플레이크에 우유를 부어 먹는 것으로 영양적으로도 아주 바람직한 방법이다.

콘플레이크는 옥수수를 증기 압착시켜 만든다. 옥수수의 주성분은 당질인데 대부분이 녹말이며 포도당이 조금 들어 있다. 단백질은 옥수수 알갱이의 겉껍질 부분에 있는 각질층에 많고 속에는 적다.

씨눈(胚芽)에는 질이 좋은 불포화지방산이 많고 토코페롤이라는 비타민

표8-7
● **옥수수(100g)의 일반 성분**

성분	함량
열량(kcal)	348.0
수분(%)	13.1
단백질(g)	9.6
지방(g)	3.8
당질(g)	61.9
섬유소(g)	2.9
회분(mg)	1.5
칼슘(mg)	25.0
인(mg)	345.0
철(mg)	2.1
비타민B$_1$(mg)	0.33
비타민B$_2$(mg)	0.11
나이아신(mg)	1.4

E가 풍부해 성인병 예방과 노화 방지에 효과가 매우 크다. 또 지방이 25~27% 정도 들어 있으며 신경 조직에 필요한 레시틴이 1.5%, 비타민E가 0.2mg이나 들어 있다. 그러나 옥수수는 단백질을 구성하는 아미노산의 질이 많이 떨어진다. 즉 트레오닌이나 페닐알라닌, 유황 함유 아미노산인 메치오닌과 시스틴 등은 풍부하나 필수 아미노산인 트립토판과 라이신이 거의 안 들어 있다.

옥수수의 결점을 보완할 수 있는 가장 우수한 식품이 우유다. 우유에는 사람이 매일 먹어야 건강을 유지할 수 있는 여덟 가지 필수 아미노산이 골고루 들어 있다. 특히 옥수수에 적은 라이신과 트립토판의 공급 식품으로 훌륭하다. 비타민A와 비타민B를 비롯하여 비타민B군(B_1, B_2, B_6, 판토텐산, 나이아신 등)도 고르게 들어 있다. 그래서 옥수수나 옥수수 가공품을 먹을 때 우유를 곁들이는 것은 영양 균형을 자연스럽게 잡아 주는 일이 된다.

보름날 부럼을
깨는 이유는?

● 어릴 적 눈썹이 희어질까봐 졸음과 씨름하다 잠이 들어 정월 대보름 아침에 눈을 뜨면 머리맡엔 어김없이 생밤, 호두, 잣, 땅콩 등이 놓여 있었다. 그것들을 껍질째 깨물어 먹지 않고 "부럼 깨물어 버립니다." 하고 소리치며 힘껏 내던지는 것이 연례 행사였다. 친구들과 함께 주머니 불룩하게 땅콩을 넣어 가지고 다니며 널뛰기, 비석치기 등을 하고 놀던 기억도 선명하다.

얼마 전 강의 시간에 세시풍속에 관한 이야기를 하며 보름날 부럼을 깨 버린 학생이 있는가 물었더니, 극히 소수의 학생만이 그렇다고 대답했다. 우리의 풍습이 차츰 잊혀져 가는 데 서글픔을 느꼈다.

조상들이 부럼을 깨물었던 것은 일 년 내내 무사태평하기를 기원한 것이었다. 종기, 부스럼이 생기지 않고 이(치아)가 튼튼해지라는 이유도 있었다. 그 외에도 겨우내 부족한 단백질이나 지방질을 섭취할 수 있다는 영양적 장점도 있다.

『리더스 다이제스트』(1993년 8월호)에서도 '장수에 도움이 되는 식품들' 중 하나로 견과류를 소개했다. 로스앤젤레스 근처의 로마린다 대학교 보건연구센터의 심장 혈관 질환 전문의 게리 프레이저 박사팀은 술, 담배를 입에 대지 않고 주로 채식을 하는 안식일 재림파 신도 26,500명의 식습관을 연구했다. 그 결과 견과류를 조금씩 매주 5회

이상 먹는 사람은 거의 먹지 않는 사람보다 관상동맥 심장병에 걸릴 위험이 절반밖에 되지 않는다는 사실을 발견했다.

뉴욕 대학의 환경의학 교수인 월터 트롤 박사는 땅콩, 아몬드, 브라질넛, 캐슈넛, 잣 등의 견과류에는 암을 억제하는 것으로 알려진 프로테아제 억제 물질이 많이 들어 있다고 했다. 따라서 견과류는 다양한 종류의 암의 진행과 촉진을 방해한다. 폴리페놀류도 풍부하게 들어 있는데, 이것은 동물의 암을 억제하는 것으로 확인된 물질이다.[41]

땅콩에는 비타민E가 5.2mg%나 들어 있는데, 비타민E는 갱년기 장애의 고통을 완화시킨다. 뿐만 아니라 최근에는 비타민E의 항산화 작용이 과산화지질의 증식을 억제함으로써 암 예방에도 효과적이라는 사실이 밝혀졌다.

땅콩은 '글리세믹 지수(Glycemic index, 식품을 먹은 뒤 얼마나 빨리 혈당치가 올라가는지를 측정한 수치)'가 매우 낮은 식품이다. 또한 글리세믹 지수를 조사한 50가지 식품 가운데서 혈당치의 급상승을 감소시키는 식

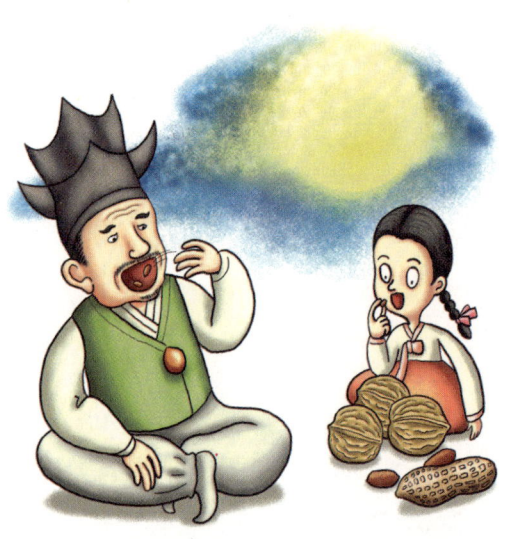

품 중의 하나이다. 땅콩을 먹고 나면 혈당치가 천천히 안정적으로 낮아지고 인슐린도 그에 따른다. 따라서 땅콩은 혈당치가 염려되는 사람, 특히 당뇨병이 있는 사람에게 좋다.

동서양을 막론하고 예로부터 많이 애용되어 온 견과류인 호두는 양질의 단백질과 영양가 높은 지방분이 많아 칼로리가 높다. 불포화 지방산이 많은데, 특히 혈청 콜레스테롤을 저하시켜 주는 역할을 하는 리놀레산이 대부분이다. 단백질은 양질의 트립토판이 많아 영양가가 좋다. 무기질과 비타민B_1, 비타민E도 풍부해서 매일 먹으면 피부가 윤이 나고 고와지며, 노화 방지와 강장 효과도 기대된다.

호두에 들어 있는 비타민, 무기질, 필수 지방산 등은 한겨울 동안 추위에 시달려 약해진 체력을 회복하는 데 좋다. 정월 대보름에 호두를 먹어 온 풍습을 통해 우리 조상들의 지혜를 엿볼 수 있다.[41]

산성 식품과
알칼리성 식품

● 방송의 위력은 대단해서 KBS TV의 「무엇이든 물어 보세요」라는 프로그램에서 식품에 대한 궁금증에 답을 했더니 평소에도 시청자들의 문의 전화가 빗발친다. 질문을 받다 보면 많은 사람이 너무나 잘못된 식품 정보나 영양 정보를 갖고 있는 데에 놀라고 우려될 때가 많다.

일전에는 어느 젊은 주부가 꼭 아들을 낳아야 하는데 어떤 식품을 먹어야 아들을 낳을 수 있는 체질로 바뀔 수 있는지에 대해 애절하게 (?) 물어 왔다. 산성 식품, 알칼리성 식품에 대한 문의였다. 최선을 다해서 답하려고 노력했지만, 단기간에 몇 가지 음식을 집중적으로 먹는다고 해결될 일은 아니기에 마음이 답답했다.

인체에 중요한 무기질은 식품의 구성 성분이기도 하다. 따라서 주로 어떠한 무기질로 구성되어 있느냐에 따라 산성 식품, 알칼리성 식품이라고 칭한다. 산성 식품과 알칼리성 식품의 구별은 그 식품을 연소시켰을 때 최종적으로 어떤 원소가 남게 되는가에 따른다. 예를 들면 대부분의 야채, 과일은 연소하면 나트륨(Na), 칼륨(K), 칼슘(Ca), 마그네슘(Mg)과 같은 염기성 원소를 남기므로 알칼리성 식품이다. 그런가 하면 육류 및 생선류 등은 염소(Cl^-), 인(P), 황(S^-)과 같은 산성 원소를 남기므로 산성 식품이라고 한다. 즉 많은 양의 단백질을 포함하는 식품은 일반적으로 산성 식품이고 과일과 야채는 알칼리성 식품이다.

감귤류는 신맛을 내므로 자칫 산성 식품이라고 생각하기 쉬운데 감귤류의 성분인 구연산(citric acid)과 구연산카리(potassium citrate)는 인체 내에서 완전히 대사되면 칼륨 이온($K+$)을 남기므로 신맛을 내더라도 알칼리성 식품이다. 그러나 서양 자두(plum), 말린 자두(prune)와 크랜베리(cranberry)에 들어 있는 유기산은 체내에서 분해되지 않으므로 산성 작용을 한다.

우리는 일반적으로 산성 · 알칼리성을 함께 먹는다.

건강한 사람의 경우에는 산성 식품을 과다하게 섭취하거나 대사 과정에서 산이 생성되어도 혈액에 존재하는 완충제에 의해 재빠르게 중화된다. 따라서 일상 식사로 인한 산성과 알칼리성의 불균형에 대해서는 걱정하지 않아도 된다. 그러나 질병으로 인하여 산성과 알칼리성 조절 기능이 깨지면 산성 혈액증이나 알칼리성 혈액증이 올 수도 있다.

당뇨병 환자의 경우에는 산성 혈액증(acidosis)이 올 수 있다. 인슐린의 부족으로 인하여 혈중 포도당이 세포 내로 유입되지 못해 혈액 내의 포도당은 이용되지 못한다. 이로 인해 혈당치는 높은데도 세포는 에너지 결핍을 느껴서 지방으로 케톤체(ketone bodies)가 생성되는데 이 케톤체는 산성이므로 많은 양의 수소이온을 생성하고 이러한 수소 이온의 증가가 산성 혈액증을 초래하는 것이다.

대사성 알칼리성 혈액증(metabolic alkalosis)은 비교적 드문데 설사로 인해서 많은 양의 칼륨(K)이 손실되거나 구토로 인해서 위산이 많이 손실되었을 때 일어나며 혈액의 pH와 중탄산염 함량이 증가한다.[6]

표8-8 ● 산성 식품과 알칼리성 식품 [72]

산성 식품			알칼리성 식품		
	식품명	산도*		식품명	알칼리도*
(유제품·달걀)	달걀노른자	19.2	(우유·달걀)	달걀흰자	3.2
	치즈	4.3		인유	0.5
(어패류)	오징어	29.6		우유	0.2
	참치	15.3	(콩류·콩제품)	강낭콩	18.8
	문어	12.8		대두	10.2
	잉어	8.8		팥	7.3
	도미	8.6		두부	0.1
	굴	8.0	(야채류)	곤약	56.2
	연어	7.9		생강	21.1
	장어	7.5		시금치	15.6
	대합	7.5		토란	7.7
	명란	5.4		당근	6.4
	미꾸라지	5.3		감자	5.4
	전복	3.6		우엉	5.1
	새우	3.2		양배추	4.9
(육류)	닭고기	10.4		무	4.6
	말고기	6.6		호박	4.4
	돼지고기	6.2		죽순	4.3
	쇠고기	5.0		고구마	4.3
	닭고기 수프	0.6		순무	4.2
(두류)	땅콩	5.4		연근	3.8
	유부	2.5		오이	2.2
	두부	0.5		가지	1.9
	된장	0.2		양파	1.7
	간장	0.0		고사리	1.6
(야채류)	아스파라거스	0.1	(버섯류)	표고버섯	17.5
	쇠기나물	1.7		송이버섯	6.4
(해조류)	김	5.3	(해조류)	미역	260.8
(곡물)	쌀겨	85.2		다시마	40.8
	밀기울	17.8	(과일류)	바나나	8.8
	현미	15.5		밤	8.3
	납작보리	9.9		딸기	5.6
	메밀	7.7		귤즙	3.6
	백미	4.3		사과	3.4
	보리	3.5		감	2.7
	밀가루	3.5		배	2.6
	밀기울	3.0		포도즙	2.3
	빵	0.6		수박	2.1
(기호품)	맥주	1.1	(기호품)	포도주	2.4
	청주	0.5		커피	1.9
(유지류)	유지	0.4			
	버터	0.4			

(*산도·알칼리도는 식품 100g을 연소하여 얻은 회분을 중화시키는 데 소요되는 0.1N 산 또는 알칼리의 mℓ 수로 표시한 것)

장수 식단

● 예전에는 집안 어른들의 회갑연이 아주 떠들썩한 큰 잔치였다. 요새는 회갑연을 주위에 알리지 않고 가족들끼리 조용히 지내는 경우가 많다. 검소하게 지내자는 사회 분위기도 영향이 있겠지만 이제 60세 정도는 장수한 것으로 인식하지 않아서이기도 하다. 한때「장수 만세」라는 인기 있던 TV 프로그램이 있었다. 사회자가 제일 먼저 할머니, 할아버지께 "올해 연세가 어떻게 되셨어요?" 하고 여쭙고, 출연하신 분께서 "예순셋이여." 하고 대답하시면 사회자와 방청객 모두 "아유, 그러세요. 참 정정하시네요." 하는 식이었다. 그런데 요즘에는 주위에 여든 넘으신 분들도 드물지 않고 일흔이면 경로당에서 젊은 편에 속한다고 한다.

장수의 기준은 대개 몇 세일까? 인간은 병에 걸리지 않으면 최대 135세까지 살 수 있다는 이론도 있다. 100세까지 사는 것도 머지않아 실현될 가능성이 있는 것 같다. 그렇다면 장수의 기준도 시대에 따라 달라지게 될 것이다.

도쿄 대학 생리학 교수이며 장수학의 권위자인 모리시타 게이이치 박사가 최근 훈자, 발카밤바 등 세계 10대 장수촌의 100세 이상 노인들을 직접 만나 그들의 장수 비결을 담아 펴낸『세계의 장수식』이 국내에도 소개되어 화제가 되었다. 현대인의 평균 수명은 늘어나고 있으나 정작 건강하게 사는 노인은 드문 실정이다. 모리시타 교수가 만난 장수 노인들은 150세에도 농사를 짓고 100세에 아들을 낳는 등 젊은이 부럽지 않은 활력을 자랑했다. 물론 공기 좋고 물 맑은 곳에 살기 때문이겠지만 모두 소식(小食)과 소식(素食), 즉 적게 먹고 가공하지 않은 소박한 음식을 즐긴다는 공통점이 있었다. 또 100세 이상의 장수인들은 대부분 자신의 태어난 곳을 떠나지 않고 직접 지은 농산물을 먹었다. 즉 '토양＝농작물＝인간'이라는 신토불이의 원칙을 지키는 등 식생활에 장수 비결이 있었다. 이 밖에도 다음과 같은 공통점이 있었다.

- 반찬보다 주식의 비중이 크다.
- 주로 채식을 한다.
- 차를 즐겨 마시며 유산균 발효 식품을 먹는다.
- 소금이나 고추, 향료를 많이 먹고 술과 담배도 적당히 즐긴다.

식사량의 반을 차지하는 주식의 경우 현미와 잡곡밥이 대부분으로 조, 수수, 콩, 옥수수를 섞어 먹는다. 빵도 깨끗한 밀가루에 이스트를 넣어 부풀린 것이 아니라 잡곡을 빻은 가루를 사용해 철판에 납작하게 구운 거칠고 딱딱한 것을 먹는다. 부식은 자연 재배한 신선한 야채 가운데 무, 당근, 우엉 등 근채류를 많이 먹으며 해조류, 어패류도 즐긴다. 간식으로는 자두, 호두, 땅콩 등을 먹는데 과일은 제철에 난 것으로 큰 것보다 작고 단단한 것을 즐긴다. 보강 식품으로는 배아, 효소, 엽록소가 함유된 식품이나 인삼, 로열젤리 등을 먹고 쑥, 구기자, 질경이 등을 끓인 약초차나 녹차, 홍차 등 각종 차를 수시로 마신다.

먹는 음식만큼이나 먹는 방법도 중요하다. 장수인들의 특징은 꼭꼭 오래 씹어 먹는 것이다. 잘 씹어 먹으면 소화액의 분비와 장의 연동 운동으로 소화가 잘 되며 침에 함유된 해독 작용으로 음식물의 발암

물질 등을 해독한다. 또 타액선이 자극받으면 파로틴이라는 호르몬이
분비되어 노화 방지에도 효과가 있다.

모리시타 교수가 권하는 건강 · 장수를 위한 다섯 가지 조건 [89]

- 자연에 순응하며 규칙적인 생활을 한다.
- 적극적이고 안정된 마음을 갖고 자연에 감사한다.
- 신선한 공기를 마시거나 바다, 산에서 대자연의 기를 받아들인다.
- 미식이나 폭식을 피하고 잡곡과 야채를 먹는다.
- 채식을 하고 나무로 된 집에 살면서 식물 섬유의 옷을 입는 삼식주의를
  실천한다.

건강의 적, 스트레스

● 스트레스가 없으면 현대인이 아니라고 할 정도로 현대 생활에서 스트레스는 흔한 단어가 되어 버렸다. 스트레스라고 하는 것은 개인의 심리적, 생리적 시스템의 항상성을 파괴하는 모든 자극, 조건 그리고 사건을 일컫는 말이다.

스트레스는 심리적인 것과 환경적인 것으로 나눌 수 있다. 심리적인 것으로는 근심, 걱정, 미움, 질투, 열등감, 미래에 대한 불확실성, 새로운 경험, 공포 등이 있다. 환경적인 것으로는 질병 감염, 극심한 더위나 추위, 수술, 화상, 방사선, 소음, 산소 결핍, 저혈당 등이 있다.

스트레스를 받으면 보통 적응 현상으로 부신이 비대해지고 흉선이 위축되며 위궤양이 일어난다. 스트레스를 받아 부신피질 호르몬이 많이 분비되면 기초 대사도 많이 증가한다. 또한 단백질이 분비되어 에너지원으로 쓰이므로 스트레스가 많은 상태에서는 충분한 열량과 단백질의 보충이 필요하다.[72]

특히 비타민C는 스트레스에 대한 저항력을 높여 주는 것으로 알려져 있다. 비타민C의 가장 좋은 급원은 채소와 과일이다. 특히 비타민C의 함량이 높은 채소는 풋고추, 시금치, 무청, 무, 배추이며 과일로는 감귤류, 딸기, 홍시 등이 있다.[17]

표8-9 ● 대표적인 비타민C 급원 식품과 함유량(mg/100g) [17]

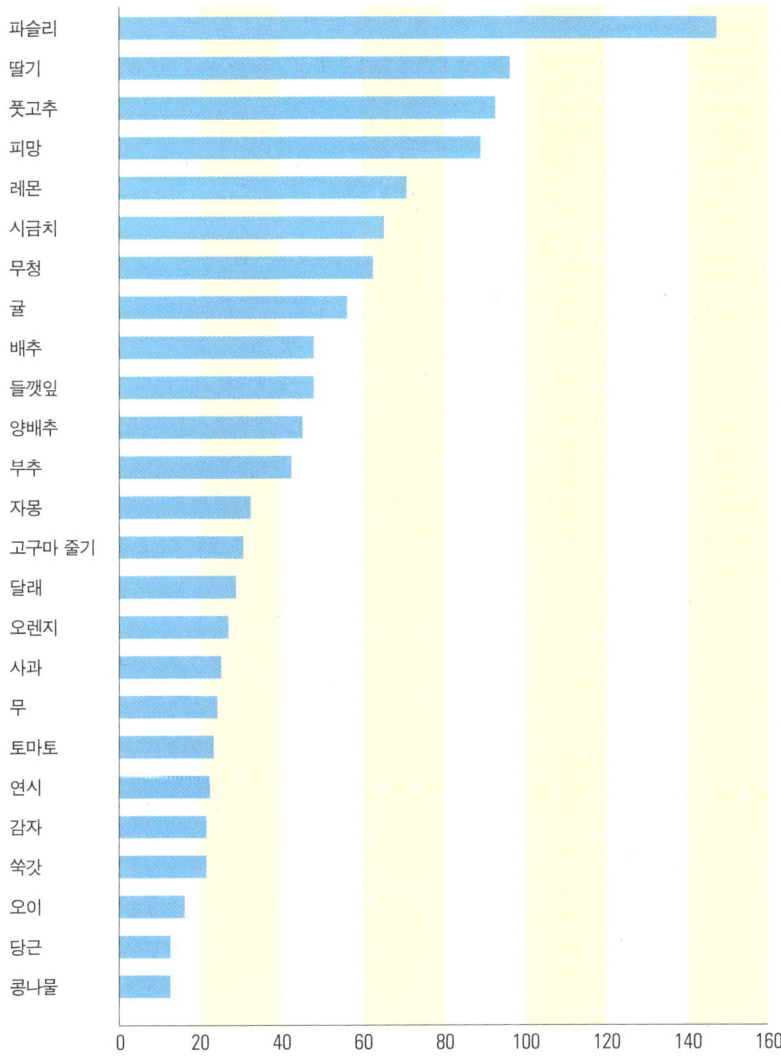

식품	함유량
파슬리	
딸기	
풋고추	
피망	
레몬	
시금치	
무청	
귤	
배추	
들깻잎	
양배추	
부추	
자몽	
고구마 줄기	
달래	
오렌지	
사과	
무	
토마토	
연시	
감자	
쑥갓	
오이	
당근	
콩나물	

9

다이어트에
관한 상식

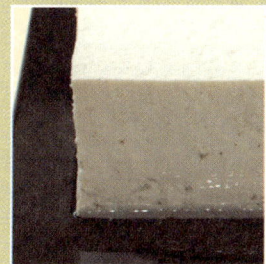
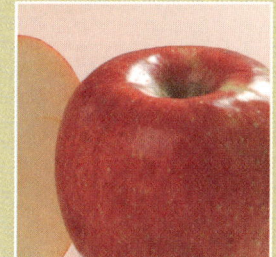
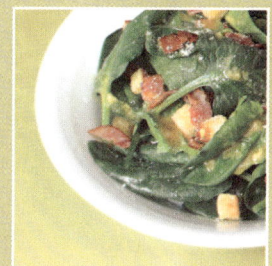

과일 다이어트,
능사 아니다

● 국내 여성지에 자주 등장하는 다이어트 방법 중 '과일 다이어트'라는 게 있다. 쉽게 몸무게가 감소하는 것이 눈에 띄게 나타나 많이 애용되는 이 방법은, 1980년대 어느 유명 모델이 고안했다고 하는데 특히 연예인들이 이 방법을 주로 즐기는 것으로 알려져 있다. 촬영이나 패션쇼를 며칠 앞두고 하루 세 끼를 사과, 포도 등 과일만 먹어 사나흘 만에 2~3kg을 뺀다는 것이 다이어트의 포인트다.

과일이 몸에 좋다는 것은 누구나 알고 있다. 보조 식품으로 다이어트에 도움을 주는 것도 사실이다. 그러나 하루에 과일 몇 개만 먹어서 갑자기 살을 빼는 것은 건강에 아주 나쁜 방법이다.

과일에 들어 있는 탄수화물은 과당(果糖), 쉽게 말해서 단순한 설탕이다. 설탕은 몸에 쉽게 흡수되어 혈당량을 급격히 올린다. 급격한 혈당의 증가는 인슐린의 분비를 촉진하고, 인슐린은 탄수화물을 지방으로 전환시키는 작용을 한다. 따라서 갑작스런 혈당량의 증가로 인한 많은 양의 인슐린 분비는 탄수화물을 지방으로 전환시키는 과정을 촉진시켜 쉽게 허기를 느끼게 만든다.

과일은 대부분이 수분이고 그 밖에 당질과 섬유질이 있을 뿐 우리 몸에 반드시 필요한 단백질이나 지방은 거의 없다고 볼 수 있다. 이렇듯 허기를 느낄 때 다시 열량을 공급해 주지 않으면 몸의 신진대사가 뚝 떨어져 단위 시간당 열량 소모율도 떨어진다. 이렇게 되면 우리 몸은 무기력증이나 졸음, 심지어 빈혈 증세를 보이기도 한다.

결론적으로 과일 다이어트에 의한 이런 생리학적 악순환은 몸의 지방을 없애는 데 별다른 도움이 안 된다. 과일 다이어트 후 얼굴이 해쓱해지고 몸무게가 줄어드는 이유는 부족한 열량을 지방이 아닌 근육 속의 단백질에서 빼 썼기 때문이다. 몸에서 근육이 줄어들면 몸의 열량을 소모하는 능력은 더욱 떨어져 다이어트 이후 아주 쉽게 살이 찌게 된다.

다이어트의 궁극적인 목적은 체내에 과다하게 축적된 지방을 없애는 것인데, 과일 다이어트는 지방보다 체단백을 소모하는 결과를 불러일으킬 수 있다. 체단백의 소모는 곧 체내의 에너지 대사율을 떨어뜨려 열량을 소모하는 능력을 저하시킨다. 그래서 과일 다이어트 후에 정상식으로 돌아가면 요요 현상이 올 수 있다. 요요 현상이란 다이어트 전의 체중보다 높은 체중을 가지게 되는 것이다. 아무 것도 먹지 않고 사과나 포도, 딸기만 먹는 다이어트는 인체의 생리학적, 건강학적 측면을 무시한 위험한 방법이라고 해도 과언이 아니다.

더욱 심각한 것은 인체에 해가 되는 과일 다이어트의 후유증이 눈에 띄지 않는다는 것이다. 청소년기에는 성장에 필요한 단백질과 지방을 충분히 섭취해야 한다. 특히 소녀들은 성장기인 10~16세 때에 많은 지방이 필요하다. 하지만 외모에 관심을 보이는 시기라서 과일 다이어트와 같은 다이어트를 많이 한다. 이로 인해 고른 영양을 섭취하지 못하면 체중 감소만이 아니라 식욕 부진, 생식 기능 저하 등을 초래한다.

과일이라는 한정된 식품만을 섭취하면 단백질과 지방이 공급되지 않고 한정된 무기질만을 섭취하게 되므로 장기간 과일 다이어트를 하면 심각한 영양 부족을 초래하게 된다. 결국 과일 다이어트는 부적절한 체중 감소 방법인 것이다.

　바람직한 다이어트는 적게 먹고 식사 사이에 오는 공복감을 과일로 해결하는 것이다. 과일만 먹고 기운이 없어 무기력증에 빠지는 것보다 끼니를 제대로 먹고 활동적으로 운동해 체중 감량을 꾀하는 적극적인 다이어트를 하는 것이 좋다.

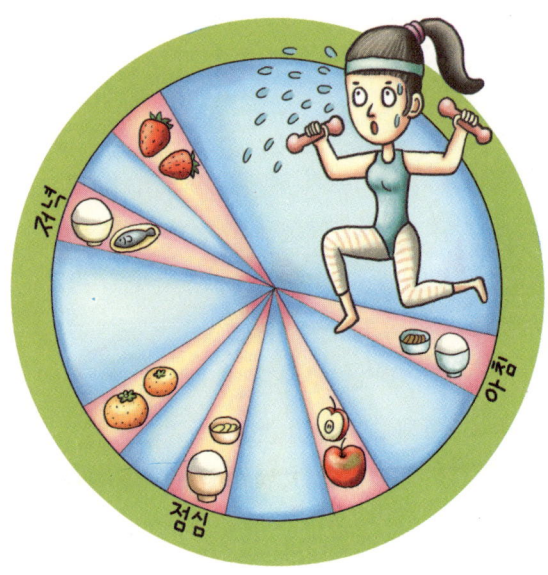

황제 다이어트,
문제 있다

● 어느 그룹 회장이 2주 만에 5kg을 뺐다고 하여 직장인들 사이에 선풍적인 유행을 몰고 온 황제 다이어트. 황제 다이어트식만을 제공하는 식당까지 생길 정도로 화제를 몰고 왔는데 과연 그 원리와 문제점은 무엇인가 짚어 보자.

탄수화물은 대부분 몸속에서 포도당으로 바뀌어 에너지원이 된다. 남은 포도당은 지방으로 변해 살이 찐다. 반면 탄수화물을 거의 섭취하지 않으면 몸은 에너지원을 얻기 위해 체지방을 분해한다. 일명 고기 다이어트로 불리는 황제 다이어트는 고기와 달걀 등의 단백질과 지방은 마음껏 섭취하지만 지방 축적의 주범으로 밝혀진 탄수화물(당질)의 섭취를 제한해 체내에 축적된 과잉 지방을 소비하는 것이 원리이다.

황제 다이어트는 중년 이후 뱃살이 늘어나고 당뇨병이나 관절염, 심장병, 고혈압 등의 성인병으로 고생하는 이들이 실시했을 경우 효과가 좋다고 한다. 고기를 배불리 먹고 난 뒤 꼭 밥을 먹어야 하는 사람이나 국수, 라면과 같은 밀가루 음식을 즐기는 사람에게도 빠른 효과를 나타낸다고 한다.

특히 이 다이어트는 중년 남성이 하기에 좋은 점을 가지고 있다. 다른 다이어트와는 달리 아래 뱃살부터 빠지기 시작해 상체, 하체 순으로 감량이 되기 때문이다. 나이가 들면서 아랫배가 나와 고민하거나 다이어트의 필요성을 느끼면서도 저녁 술자리 약속이 많은 업무 특성상 철저한 식사요법이 불가능한 사십 대 이후의 비만 남성에게 적합하다는 것이다. 황제 다이어트에서는 금주를 요구하지 않는다. 보리로 만든 맥주는 단 한 방울도 안 되지만 소주나 위스키, 붉은 포도주를 반주 삼아 마시는 것은 허용한다. 담배는 원칙적으로 한 개비도 안 된다.

하지만 황제 다이어트는 탄수화물보다 단백질과 지방을 과다 섭취하는 미국인들을 대상으로 개발된 다이어트법이다. 식단이 대부분 미국인 기준으로 짜여져 우리 식습관과는 동떨어져 있다.

지속적인 감량이 가능하냐는 것도 문제다. 단기적으로는 살을 뺄 수 있지만 반복적으로 하다 보면 살코기와 지방 위주의 식단으로 바뀌어 동맥경화의 위험이 클 것으로 보인다. 또한 육식을 많이 하면 콜레스테롤과 담즙산도 많이 분비된다. 콜레스테롤은 대사 과정에서 발암 물질을 만들며 담즙산은 대장의 상피 세포를 손상시켜 발암 물질을 민감하게 만들기에 대장암에 걸릴 위험이 높아진다.

간략히 말해 탄수화물 섭취를 제한해 체내에 저장된 지방을 에너지원으로 사용하도록 한다는 원리의 황제 다이어트는 과학적 근거가 미약하다. 우선 탄수화물 섭취를 제한한다고 체지방을 더 빨리, 더 효율적으로 연소시키지는 않는다. 실제 이 다이어트로 체중이 줄어드는 것은 혈중의 케톤 농도가 상승하기 때문이다.

3대 영양소의 하나인 탄수화물 섭취를 극도로 제한할 경우 영양 불균형을 초래할 수 있으며, 지방 용해 과정에서 생성되는 케토시스라는 물질이 인체에 나쁜 영향을 끼칠 수 있다. 주식인 쌀이나 밀가루를 제한하는 과정에서 두통, 현기증, 우울증, 무기력증, 정서 불안 등의 일시적인 금단 현상도 나타날 수 있다. 변비나 설사도 우려되는 점이다. 또 단시간에 혈당이 늘어나 당뇨병이나 통풍 환자(혈액에 요산이 과다하게 존재하는 유전성 관절염으로 관절 속과 주위에 요산나트륨 결정이 가라앉아 들러붙으며 일어난다), 지나친 비만 환자에게는 위험한 결과를 불러올 수 있다.

3대 영양소만 중시한 것도 문제이다. 이 다이어트 식단대로 먹으면 섬유질을 권장량의 반밖에 섭취할 수 없고 소금은 권장량보다 2배 정도 많이 섭취하게 된다. 비타민도 별도로 섭취해야 한다. 섬유질이 대장의 기능을 향상시키고 지나친 소금 섭취가 각종 성인병을 유발한다는 것은 상식이다.

단식의 허와 실

● 나의 강의 중 '식품과 현대 생활'이라는 식생활 관리를 다루는 수업이 있는데 학기 초에 수강생들을 대상으로 설문 조사를 한다. 이를 토대로 학생들의 키와 몸무게를 따져 보면 대부분이 '이상 체중'이고 많은 학생이 오히려 '저체중' 범위에 속하는데도 정작 본인들은 '비만'이라고 생각하며 '살을 빼야 한다'는 강박관념에 사로잡혀 있음을 알 수 있다. 요즘 대중 매체를 통해 보이는 여성의 몸매가 그들의 표준이 되었기에 이런 잘못된 생각을 갖게 된 것이다.

이들은 다이어트의 의미에 대해 잘못 알고 있다. 다이어트를 무조건 먹지 않고 살을 빼는 것으로 생각하고 있는데 먹지 않는 것은 다이어트가 아니라 단식이고, 단식은 일정한 체계에 의해서 이루어져야 한다. 단식 전문가들은 단식의 좋은 점에 대해서만 말하지만 단식이 결코 신체에 좋은 영향만 미치는 게 아니라는 것이 종종 보고되고 있다.

의사와 단식 전문가들에 의하면 다소 개인차가 있으나 완전 단식할 경우 일주일에서 열흘 정도, 물을 마실 경우는 한 달 정도 버틸 수 있다고 한다. 그러나 이는 건강 상태에 따라 다르다. 몸이 약할 경우 열흘 정도부터 혼수상태에 빠질 수도 있다. 단식을 계속하면서도 생명을 유지할 수 있는 것은 체내에 축적된 지방질과 간 속의 글리코겐 때문이다. 단식 후 일주일에서 열흘 정도는 간 속의 글리코겐이 분해되면서 영양소를 공급해 주고 글리코겐이 소진되면 지방질과 근육 속의 단백질이 영양 공급을 대신한다.

체중은 처음 열흘 정도는 하루 1kg씩 줄지만 이후엔 100g 정도씩 빠진다. 열흘쯤 지나면 오한을 느끼거나 시력이 좋아지고 정신이 맑아지기도 한다. 그러나 20일에서 한 달 정도 지나면 심한 영양 불균형과 혈압 저하 등으로 혼수상태에 빠질 가능성이 높으므로 주기적인 체크를 하지 않으면 안 된다.

단식은 체질 개선과 의지력·생명력의 향상 등 우리 몸에 유효한 작용을 한다. 그러나 단식으로 무조건 살을 빼려는 맹목적인 인식과 잘못된 정보는 여러 부작용을 유발할 수도 있다.

단식을 다이어트를 위한 맹목적 수단으로 사용하면 크게 신체적 질환과 정신적 질환이 부작용으로 나타날 수 있다. 우선 신체적 질환을 보면, 갑자기 식사량을 최소한으로 줄이거나 최소한의 음식마저 공급하지 않으면 위염이나 위궤양이 생길 수 있다. 또 갑자기 체중 감소를 실시하면서 배변에 도움을 주는 섬유소가 적어져 변비가 생긴다. 한쪽으로 치우친 식사 때문에 빈혈도 생긴다. 다이어트를 하는 사람이 종종 어지러움을 느끼는 것은 빈혈에서 비롯된 것이다. 단식으로 인한 제한된 지방의 섭취가 근육은 물론 뼈까지 악화시켜 골다공증에 걸릴 수 있으며 담석증의 발병률도 높아진다.

이러한 신체적 질환뿐 아니라 정신적 질환까지 올 수 있다. 정신적 질환으로는 거식, 폭식 증후군이 있다. 거식증이란 말 그대로 먹기를 거부하는 증세이며, 폭식증은 반복적으로 필요 이상의 음식을 먹거나 먹는 것에 집착하는 것이다. 식욕을 무리하게 억제하는 다이어트가 식욕을 조절하는 뇌의 식욕 중추에 이상을 초래하여 거식증과 폭식증을 유발하는 것이다. 단식을 하기 전 우선 단식에 대한 올바른 정보와 인식을 가지는 것이 무엇보다도 중요하다.

"안 먹어도 살쪄요"

● 음식을 많이 먹어도 살이 잘 안 찌는 사람이 있는 반면 물만 마셔도 살이 찐다는 사람이 있다. 다이어트 상담을 하는 학생 중에도 먹은 것이 없는데도 살이 쪘다고 하소연하는 학생이 많다. 그러나 이들의 식생활을 자세히 살펴보면 많은 문제점이 발견된다. 이들은 체중 조절을 위해 아침은 굶고 점심은 토스트로 때웠지만 저녁 때 배고픔을 이기지 못하고 과식한 나머지 오히려 살이 더 쪘다고 털어놓았다.

평상시 음식 섭취량은 많지 않지만 고칼로리 간식을 즐겨 먹고 운동량이 적기 때문에 몸무게가 늘어난 학생도 있었다. 남학생의 경우 1cc당 7kcal의 열량을 내는 술이 비만의 주범으로 지적됐다.

극도로 식사량을 제한하거나 무조건 굶는 방법으로는 체중을 줄이기 힘들다는 것은 여러 연구에서 입증되었는데, 미국 록펠러 대학 연구팀이 의학 전문지 『뉴 잉글랜드 저널 오브 메디신』 최신호에 발표한 연구 보고서에서, 식사량을 줄이면 이에 대응해 신체의 대사 시스템도 칼로리를 덜 연소시킨다는 사실이 밝혀졌다.

식사량을 줄여서 체중이 10% 정도 떨어지면 이를 보상하기 위해 인체의 대사율이 5% 저하되어 칼로리 연소량도 떨어지는 것이다. 이와 반대로 과식으로 체중이 10% 늘면 반사적으로 대사 기능이 활발해지면서 칼로리 연소량이 16% 증가하는 것으로 밝혀졌다.

이번 연구를 지휘한 루돌프 리벨 박사는 "연구 결과 뚱뚱한 사람이 비록 살 빼기에 성공하더라도 운동량을 영구적으로 증가시켜 나가지 않는 한 다시 살이 찌는 것으로 나타났다. 단기간에 음식물 섭취를 줄이거나 에너지 방출량을 늘리는 것은 체중 조절에 도움이 되지 않음이 명백히 드러났다." 하고 설명했다.[90]

비만 치료법에는 식사요법, 운동 요법, 행동 수정 요법, 약물요법 및 수술 등이 있다. 식사요법은 식품 섭취를 제한하고 열량 소모를 증가시켜 체내에 축적된 지방을 감소시키는 방법이다. 운동 요법은 열량 소모를 증가시켜 체중을 줄이는 것인데, 많은 열량을 소모하려면 엄청난 양의 운동을 해야 한다.[91] 십 리(4km)를 달려도 밥 한 그릇(300kcal)을 더 먹으면 도로 아미타불이 되기 때문이다.

그러므로 단시간에 급격하게 식사량을 줄이지 말고 평소보다 약간 덜 먹으면서 매일 가벼운 운동을 통해 기초대사량을 늘려 주는 것이 가장 바람직한 방법이다.

'빈대 잡다 초가 태운' 흡연 다이어트

● 담배가 생명을 단축시키는 주범의 하나이며 폐암을 유발한다는 등의 실례가 보고되면서 금연 인구가 늘었지만 젊은 여성의 흡연은 오히려 늘고 있다. 여성 흡연자의 대부분이 '살 빼기'의 수단으로 담배를 피우는데 실제로 흡연은 인체의 신진대사를 필요 이상으로 활발하게 해 몸을 마르게 하는 작용을 한다. 선진국에서도 다이어트를 위해 담배를 피우는 여성 흡연자가 갈수록 늘고 있다.

담배가 가장 빨리 영향을 끼치는 곳은 소화 기관으로 특히 위 기능을 악화시킨다. 흡연은 인체가 음식물을 소화하고 영양분을 흡수하는 것을 방해하므로 같은 양의 음식을 먹고도 흡연자는 살이 빠지는 경우를 종종 볼 수 있다. 그러나 이것은 어디까지나 일시적인 현상이다.

흡연자가 다이어트를 할 경우 비흡연자에 비해 빈혈이나 그 밖의 질환을 앓을 확률이 높다. 또 흡연 시 생기는 일산화탄소는 피부 노화의 주범이다. 특히 임산부의 흡연은 모체와 태아에게 산소의 공급을 감소시킨다. 임산부가 하루 한 갑씩 담배를 피우면 태아의 산소 공급이 20% 이상 감소되며 심장 박동 속도와 혈압은 올라간다. 또 혈관 수축으로 호흡에 지장을 주어 사산이나 자연 유산의 원인이 된다.[31]

다이어트를 위한 흡연은 빈대 잡으려고 초가삼간 태우는 것과 다를 바 없다.

술은 다이어트의 적

● 프랑스의 『파리마치』 지에 영국의 사라 퍼거슨 전 왕자빈 등 유명인의 다이어트 성공담이 게재된 것을 재미있게 읽은 기억이 있다. 배우 제라르 드 파르디유가 일 년 동안 무려 25kg의 체중을 줄였는데, 특별한 다이어트는 하지 않은 채 술을 완전히 끊은 덕분이라는 기사는 아주 흥미로웠다.

'술살'이라는 말이 있듯 술의 열량은 지방 못지않게 높다. 체중에 신경을 써서 기름기 많은 음식을 조심하는 사람도 술의 칼로리에 대해선 소홀한 경우가 많다. 미국 여성지 『글래머』는 알코올의 열량을 조사해 소개했다. 술의 주성분인 알코올 1g의 열량은 7kcal. 같은 무게의 탄수화물이나 단백질의 열량이 4kcal인데 비해 배에 가까우며, 1g에 9kcal의 열량을 내는 지방과 비슷한 수치다.

실생활에서 예를 들어 보면 라이트 맥주 작은 병으로 하나 혹은 포도주 세 잔(140g)을 마시면 버터를 한 숟가락 먹는 것과 같은 100kcal의 열량을 섭취하는 것이 된다. 연구에 의하면 알코올은 신진대사에 영향을 미쳐 신체의 지방 소모 효율을 떨어뜨린다. 알코올로 인해 태워 없어지지 않은 열량은 그대로 지방으로 남게 되므로 알코올의 섭취는 전체 칼로리 흡수량에도 영향을 준다.

술살은 많은 남성에게 복부 비만을 초래한다. 전문의들은 "뱃살이 찌는 원인이 우리나라 남성들의 생활습관에 있는 만큼 만성화된 그 습관을 바꾸기 전에는 어떤 효과도 볼 수 없다." 하고 단호하게 말한다. 의사들이 말하는 첫 번째 처방은 '술자리를 줄이라.' 이다. 술 자체가 고칼로리인데다 기름진 안주, 늦은 밤에 잔뜩 먹은 후 아침을 건너뛰는 식생활 불균형이 복부 비만의 원인이 되기 때문이다.

　　전문의들은 "술을 완전히 끊기 어렵다면 일주일에 한 번 혹은 두 번 횟수를 정해 두고 그 이상의 약속을 만들지 말라." 하고 권한다. 울산 의대 서울 중앙병원 가정의학교실 박혜순 교수는 알코올 양이 60g 이상이면 지방 분해가 억제된다는 게 통설이므로 술을 마시더라도 포도주, 과실주 등 알코올 도수가 낮은 것을 택하라고 권한다. 소주 네 잔에 든 알코올양이 60g. 그 이상은 자제하겠다고 미리 다짐해 두는 것도 좋다. 안주도 오이, 당근 등 야채를 곁들이는 게 가장 좋다고 한다.[92]

표9-1 ● 술의 열량 [17]

종류	분량(ml)	열량(kcal)
소주	한 잔(50)	71.0
맥주	한 잔(200)	86.0
청주	한 잔(50)	53.0
막걸리	한 잔(100)	55.0
매실주	한 잔(100)	140.0
위스키	한 잔(50)	116.0
샴페인	한 잔(100)	35.0
포도주(백)	한 잔(100)	75.0
포도주(적)	한 잔(100)	70.0
브랜디	한 잔(100)	250.0
데킬라선라이즈	한 잔(100)	113.0
마티니	한 잔(100)	223.0
맨하탄	한 잔(100)	225.0
스크류드라이브	한 잔(100)	82.0
위스키사워	한 잔(100)	140.0
피나콜로다	한 잔(100)	201.0
페퍼민트	한 잔(100)	245.0

칼로리를 낮추는
요리법 열 가지

● 약 30분간 달리기를 해야 밥 한 공기 먹은 열량을 소모할 수 있고, 체중 1kg을 줄이려면 약 7,700kcal를 소비해야 한다. 성인 남자 1일 에너지 권장량이 2,500kcal, 여자가 2,000kcal이니까 칼로리를 줄이는 일이 쉽지 않음을 알 수 있다.

그러나 일상생활에서 조금만 신경을 쓰면 같은 음식을 먹더라도 칼로리를 효과적으로 줄일 수 있다. 식품 조리시 칼로리를 낮추는 방법은 다음과 같다.

1 **기름 대신 물로 볶는다.** 기름을 사용하지 않고도 볶음이나 조림, 부침을 만들 수 있다. 기름 대신 물을 이용하는 것이다. 물로 볶을 때는 바닥이 코팅된 프라이팬을 뜨겁게 달군 후 물을 두 큰술 정도 두르고 재료를 넣은 다음 센 불로 살짝 볶는다. 부침, 지짐 등 반드시 기름을 써야 할 때는 프라이팬에 직접 기름을 두르지 말고 프라이팬을 뜨겁게 달군 후 식물성 기름을 묻힌 기름종이로 닦아내듯 문질러 살짝 기름을 묻힌 상태로 음식을 만든다.

2 **싱겁고 담백하게 간을 한다.** 반찬이 짜고 매우면 밥을 많이 먹게 되므로 다이어트 기본 원칙에 어긋나는 셈이다. 가능한 한 싱

겁고 담백하게 음식을 만들자. 재료의 본맛을 살려 그 맛에 길들여지
도록 습관을 들이고 새콤한 맛을 즐기도록 한다.

3 **고기는 끓는 물에 살짝 데쳐 기름기를 빼고 조리한다.** 볶거나 찜을
하거나 탕을 끓일 때 고기를 그대로 사용하지 말고 팔팔 끓는
물에 살짝 데쳐서 기름기를 뺀 다음 조리한다. 국이나 찜 등 생고기를
그대로 사용해야 할 경우는 지방질이 많이 붙은 부위는 잘라 내고 조
리한다. 닭고기는 껍질에 기름기가 많으므로 벗겨 내도록 한다.

4 **구이를 할 때는 석쇠를 이용한다.** 생선을 석쇠에 굽는 것은 이상
적인 저칼로리 조리법이다. 기름기가 전부 밑으로 떨어지기
때문이다. 오븐에 구울 때도 식물성 기름을 바른 오븐 석쇠에 얹어서
구우면 기름기가 녹아 내려 지방 섭취를 줄일 수 있다.

5 **튀김옷은 얇게 입힌다.** 튀김옷은 가능한 한 얇게 입혀 표면적을
적게 만든 다음에 적당한 온도에서 튀기고 흡수 종이를 건져
기름기를 뺀다. 또 건조한 빵가루보다 생 빵가루가 기름을 훨씬 적게
빨아들이고, 튀김옷을 입혀서 튀기는 것보다 재료에 아무것도 묻히지
않고 튀기는 것이 기름의 양을 줄일 수 있다. 그러나 튀김은 기본적으
로 살이 찌는 음식이므로 주의한다.

6 **무침은 설탕이나 기름의 양을 줄이고 김, 미역 등 해조류를 이용한다.**
손쉽게 만들 수 있는 무침 요리는 칼로리 적은 김, 미역 등 해
조류를 이용한다.

7   **자극적인 향신료는 피한다.** 겨자, 후춧가루, 고춧가루, 생강, 파, 마늘 등은 직접적으로 비만의 원인이 되지는 않는다. 그러나 이들 향신료를 많이 사용하면 미각, 후각을 자극시켜 식욕을 증진시키므로 과식의 원인이 될 수 있다.

8   **붉은 고추로 매운맛을 낸다.** 국물에 매운맛을 낼 때는 고춧가루 대신 붉은 고추를 어슷 썰어 넣고 끓인다. 생채나 나물을 무칠 때도 붉은 고추를 잘게 다져 쓰면 색도 곱고 자극적이지 않으면서도 매콤한 맛을 느낄 수 있다.

9   **화학 식초 대신 레몬즙을 이용한다.** 레몬즙은 부드러우면서 상큼한 신맛을 내고 비타민C도 공급해 준다. 화학 식초 대신 레몬즙을 이용해도 신맛을 내는 효과가 있다. 레몬즙은 레몬을 반으로 갈라 손으로 짜거나 많은 양이 필요할 때는 즙 내는 도구에 엎어 놓고 돌리듯이 누르면 쉽게 짜진다. 생채나 나물, 초밥, 김밥 등을 만들 때 식초 대신 레몬즙을 쓰면 맛이 한결 담백하고 상큼하다.

10   **신선도가 높은 날것을 주로 먹는다.** 다이어트를 위한 조리 방법의 포인트는 정해진 칼로리 내에서 얼마나 만족스럽게 먹을 수 있고, 똑같은 재료를 가지고도 어떻게 하면 칼로리를 낮추느냐 하는 것이다. 단백질 식품인 어패류, 육류 가운데 조개류나 흰 살 생선은 칼로리가 낮아서 안심하고 먹을 수 있다.

인기 있는 '5저 식품'

● 최근 건강에 대한 관심이 늘어남에 따라 칼로리가 거의 제로에 가까운 천연 식이섬유 곤약을 주원료로 한 식품이 늘고 있다. 국수, 다이어트 콜라, 저지방 우유 등 우리나라에서도 당도, 염도, 알코올 농도, 칼로리, 지방 함량 등을 갖춘 다이어트 식품이 크게 각광 받고 있다. 이들 식품은 특히 당뇨나 비만 등 성인병을 걱정하는 사람에게 선풍적인 인기를 끌고 있다.

1 **저칼로리 식품.** 다이어트 식품이라는 이름을 내걸어 젊은 여성들에게 엄청난 호응을 얻은 J사의 국시화이바는 대표적인 저칼로리 식품이다. 일반 밀가루 대신 천연 식이섬유인 곤약을 주원료로 하여 칼로리를 줄였다. 일반 국수, 우동의 칼로리가 450~500kcal 정도인데 비해 우동맛 국시화이바는 55kcal이며 메밀맛은 45kcal로 다이어트를 원하는 여성들이 취향에 맞는 제품을 고를 수 있도록 했다.

2 **저당분 식품.** 일반 가정에서 사용하는 정제된 흰 설탕은 대부분이 당질로 칼로리가 높다. 또한 물에 녹기 쉽고 흡수가 잘되서 격렬한 운동 뒤에 피로를 회복하는 데 효과가 있다. 그러나 탄수화물은 우리 몸속에서 지방으로도 변하므로 설탕을 많이 섭취하면 살

빼기와는 거리가 점점 멀어지게 된다. 요즘은 당분을 첨가하지 않은 무가당 식품이 많이 나오고 있다. 대표적으로 주스류가 이에 속한다. 이외에도 식품에 첨가하는 감미료를 설탕 대신 단맛을 내는 올리고당으로 바꿔 넣는 경우도 많다.

3   **저지방 식품.** 유지방 함량을 낮춘 우유가 속속 선을 보이고 있다. 이들 저지방 기능성 우유는 비만 여성에게 다이어트와 미용 식품으로 인기를 얻고 있다. 또한 저지방 식품으로 우리에게 잘 알려진 참치도 기존의 기름을 더욱 줄여 소프트 참치나 로하이 참치 등으로 판매되고 있다.

4   **저알코올 식품.** 요즘 신세대들의 새 풍속도는 간단하고 깔끔하게 마시는 것이다. 당연히 독한 술은 피하는 성향이다. 이들을 겨냥한 저알코올 제품이 많이 나오고 있다. 알코올 도수 4~5%인 맥주 외에도 알코올 도수를 낮춘 소주나 청주 등이 선보이고 있다.

5   **저염분 식품.** 소금은 주로 저장 식품에 많이 들어간다. 예전에는 반찬이 없어 일부러 짜게 먹기도 했지만 요즘은 성인병의 가장 큰 원인이 되고 있다. 식품 회사들은 소금 함량을 2% 이내로 줄인 육가공 식품과 저염 젓갈 등을 내놓아 좋은 반응을 얻고 있다.

더 먹고 덜 먹는 것도
'마음의 병'

● 다이어트 문화의 확산과 더불어 문제가 되는 것이 먹기를 거부하는 '거식증'이다. 그러나 다이어트가 엄청나게 먹는 '폭식증'의 원인도 될 수 있다는 사실은 아이러니하다.

삼성 서울병원 정신과 이동수 교수는 거식증이나 폭식증에 대해 "대개 성격적으로 문제가 있는 사람이 다이어트를 시도하는 과정에서 성격상 문제점이 음식과 연관돼 표출되는 현상이므로 치료는 정신과에서 이루어진다." 하고 설명한다. 환자는 다이어트에 관심이 많은 사춘기에서 초기 성년기의 여성이 대부분이다.

서울 백병원 정신과 이용호 교수는 "다이어트 중 체중 조절에 들어간 사람의 15~20% 정도가 이들 환자일 것으로 추정된다." 하고 말했다. 미국 통계에 따르면 여대생의 40% 정도가 일과성을 포함해 이런 증상을 겪는다는 보고가 있다. 그러나 실제로 병원을 찾는 환자는 극소수인 것으로 알려졌다. 이들 질환이 사회적으로 잘 알려지지 않았고 환자들이 환자임을 극구 부인하기 때문이라는 게 전문가들의 지적이다. 서울 반포동 '마음과 마음' 정신과 김준기 원장은 "환자는 대부분 반강제적으로 가족의 손에 끌려오며 병원에 와서도 자신은 환자가 아니라고 부인한다." 하고 말했다. 따라서 이들 질환의 치료를 위해서는 가족의 역할이 무엇보다 중요하다.

거식증이나 폭식증을 방치할 경우 부작용은 심각하다. 거식증은 극심한 영양 결핍으로 인한 부작용 외에 무월경, 골다공증, 갑상선 기능 저하, 대뇌 위축 등을 초래한다. 폭식증 환자는 위통, 위 확장 외에 전해질 불균형, 부정맥, 치통 등을 겪는 것으로 알려졌다. 서울 연희동 연희신경정신과 김병후 원장은 "이들 질환은 발병 초기에 적절한 치료를 받으면 70~80%가 호전되지만, 증상이 악화된 입원 환자는 10% 정도가 사망하는 것으로 알려져 있다." 하고 말했다.

거식증과 폭식증은 환자 본인이 발병을 부인하는 것이 특징이다. 따라서 가족이나 주위 사람들이 발견해 전문의에게 보이는 것이 중요하다. 다음 각 체크 리스트의 항목 중 5개 이상 해당된다고 생각되면 전문의의 진단을 권유할 필요가 있다.

표9-2 ● 거식증과 폭식증 체크 리스트 [33]

거식증	폭식증
· 짧은 기간 많은 체중 감소가 이루어졌다.	· 최근 폭식으로 인해 체중이 늘었다.
· 체중 감량 목표를 달성한 뒤 또 새 감량 목표를 설정한다.	· 다른 사람에게는 다이어트 중이라고 말하면서 여전히 체중이 많이 나간다.
· 마른 체격인데도 살이 찐 것 같다고 불평한다.	· 남몰래 음식을 먹는다.
· 음식을 매우 적게 먹으면서 배고프지 않다고 한다.	· 과체중 또는 비만으로 인해 사회적, 육체적 활동이 위축되어 있다.
· 혼자 있는 시간이 많고 식사도 혼자 하는 것을 좋아한다.	· 피로한 증상을 보인다.
· 식사에 강박감을 갖고 있다.	· 체중 문제가 생활의 중심이 되고 있다.
· 월경이 중단되었다.	· 우울하거나 비관적이다.
· 불행하다고 생각하거나 거의 우울증을 보인다.	· 폭식 습관이 있다는 것을 알면서도 그것을 조절하지 못해 괴로워한다.
· 학업 성적을 올리려고 지나치게 노력한다.	· 체형이 자신의 이미지를 결정하는 제1요소라고 생각한다.

빨리 먹으면 살찐다

● 한국인이라면 "밥 먹을 때 한눈팔지 말고 후딱 먹고 일어나라." 하는 꾸지람을 한 번도 들어 보지 않은 사람은 없을 것이다. 그러나 이런 식습관은 다이어트의 적이 된다. 살찐 사람들의 공통점 중 하나는 식사 속도가 빠르다는 것이다. 식사를 빨리 하면 과식할 가능성이 높아 살이 찌기 쉽다.

음식은 섭취 후 30분 정도 지나야 포도당으로 바뀐다. 혈액의 포도당 농도, 즉 혈당치가 높으면 뇌는 비로소 '포만감'을 느낀다. 빨리 먹으면 위가 가득 차지만 혈당치는 높아지지 않아 뇌에서 '배부르다'는 신호를 주지 않는다. 그래서 포만감을 느끼지 못해 과식하게 되는 것이다. 반대로 천천히 먹으면 조금 먹어도 포만감을 느끼기 때문에 식사의 양을 줄일 수 있다. 식사를 천천히 하는 요령은 많이 씹는 것이다. 그러므로 자신의 나이만큼 오래오래 씹는 습관을 들이는 것이 좋다.

같은 음식이라도 아침에 먹으면 살이 덜 찌는 반면 저녁에 먹으면 살이 찌기 쉽다. 몸속의 호르몬 분비량이 아침과 저녁에 따라 달라서이다. 아침에는 피하지방을 분해하는 호르몬이 많이 분비되고 저녁에는 피하지방을 축적시키는 호르몬이 많이 분비된다. 아침이나 점심을 거르면 다음 식사 시간까지의 간격이 길어지는 것도 문제다.

비만은 밤에 만들어진다

● '미인은 잠꾸러기'라는 카피의 화장품 광고가 있다. 아름다워지기 위해서는 충분한 수면이 필요하다는 것이다. 비만 역시 밤에 만들어진다.

시간에 쫓기는 많은 직장인이 '밤참 증후군'에 시달리고 있다는 글을 읽은 적이 있다. 바쁜 스케줄 때문에 아침이나 점심을 규칙적으로 먹지 못하고 저녁에 폭식하는 생활 리듬은 과다한 스트레스를 가져다준다.

밤늦게 꼭 라면을 먹는 사람이 있는데 이런 경우가 전형적인 야식 증후군으로 '비만은 밤에 만들어진다.' 하는 메커니즘을 입증하여 주는 단적인 예이다.

겨우 일에서 해방되는 주말이 되면 음식을 듬뿍 먹고 마시는 것으로 삶을 즐기며 보람을 찾기도 한다. 이것은 또 다른 비만의 원인인 '주말 과식증'이다. '야식 증후군'에다 '주말 과식증'이 겹치니 '비만의 덫'에서 헤어날 수가 없다.

낮에 활동하는 직장인이 아침을 자꾸 거르면 밤 열 시에 저녁을 먹었다 해도 다음 식사를 하기까지 14시간을 기다려야 한다. 우리 몸은 식사 간격이 길면 길수록 일종의 방어 본능이 작용해 거른 만큼의 영양소까지 완전히 섭취하려고 노력하게 된다. 이때 소위 '리포프로틴

리파아제'라는, 지방분 합성에 직접 관계하는 효소가 활성화되어 비축용 피하지방이 듬뿍 생겨 버린다.

불규칙한 식습관이나 아침을 거르는 습관은 비만을 불러오기 쉽다는 것을 머릿속에 깊이 새길 필요가 있다. 우선은 아침에 된장국, 콩나물국, 미역국에 밥 반 공기라도 챙겨 먹도록 노력하자. 자기 전에 라면을 끓여 먹는 버릇, 끼니를 거르다가 몰아밥을 먹는 버릇도 고쳐야 한다. 그러지 않는 한 비만에서 탈출하기란 낙타가 바늘 구멍을 통과하기보다 어렵다.[94]

잠자기 3시간 전부터는 먹지 않아야 한다. 잠이 안 온다고 술을 마시기도 하는데 술의 높은 칼로리는 살찌게 하므로 삼가야 한다. 정 무언가 마시려면 데운 우유를 마시는 게 좋다. 우유는 정신 안정 작용과 진정 작용을 하므로 숙면을 도와준다. 하지만 매일 밤 반복해서는 안 된다. 밤에 무언가 먹는 생활 습관을 바꾸는 것이 가장 중요하다. 그렇지 않으면 다이어트에 절대 성공하지 못한다는 걸 명심해야 한다.

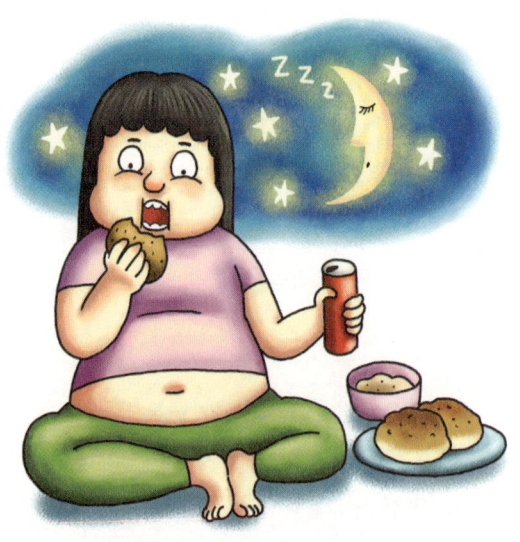

물만 먹어도 살찐다?

● 물만 먹어도 살이 찐다는 사람이 있는데 그것은 사실과 다르다. 확실히 몸에 수분이 많은 것보다는 적은 편이 체중이 덜 나간다. 하지만 물에는 칼로리가 전혀 없기 때문에 물로 인해 체중이 나간다 해도 살이 찌는 것과는 무관하다. 마찬가지로 사우나나 운동으로 땀을 흘렸을 때 일시적으로 무게가 줄었다고 해서 살이 빠졌다고 생각할 수는 없다.

인체의 80%가 수분으로 이루어졌다는 사실 때문에 물을 먹으면 살이 찐다고 생각하는 모양이다. 이런 생각은 다이어트에 관한 아주 잘못된 지식 중 하나이다. 우선 물은 인간이 생존하는 데 공기 다음으로 중요한 것으로 과다한 수분 섭취가 체중 증가로 이어지는 경우는 상상할 수 없다. 오히려 물을 적게 마셔 수분 부족 상태가 되면 쉽게 피로를 느끼게 된다.[95]

물을 많이 먹은 후에 체중을 재면 늘어나 있을 수 있다. 마찬가지로 땀이나 설사로 인해 수분이 많이 배출되었을 경우는 체중이 빠질 수도 있다. 하지만 이것은 비만의 근본 문제인 지방과는 하등의 관계가 없다. 물을 많이 먹는다고 살이 찌지 않으며, 안 먹는다고 살이 빠지는 것도 아니다. 물은 체내의 수분, 그 자체일 뿐이다. 물과 살을 동일시하지 말아야 한다.

인간의 몸에는 항상 일정량의 수분이 함유되어 있도록 조절하는 시스템이 있다. 그래서 필요 이상의 수분이 체내에 들어가더라도 소변이나 땀으로 배출되어 버린다. 또 수분이 필요량에 미달할 때에는 자율 신경이 갈증을 일으켜 수분을 보급하도록 만든다. 물론 예외도 있다. 예를 들면 밤에 자기 전에 수분을 많이 섭취하고 아침에 일어나면 눈꺼풀이 부어 있는 수가 종종 있다. 수분을 단시간에 많이 섭취하면 몸의 조절 기능이 이를 따라갈 수 없어서 체중이 일시적으로 증가하는 것이다. 또 신장병이나 심부전 환자의 경우 신장의 기능 저하로 수분 조절이 잘 되지 않아 체중이 증가하는 수가 있다.

비만과 운동

● 적게 먹고 많이 움직이면 살은 빠질 수밖에 없다는 것이 단순하지만 가장 확실한 의학적 결론이다. 다이어트를 하며 식사요법 외에 운동 요법을 병행하면 근육량을 유지하면서 지방량을 감소시킬 수 있으므로 비만을 예방할 수 있다. 운동 요법은 비만에서 흔히 볼 수 있는 고지혈증(혈액 중의 지방 과잉으로 인해 일어나는 지방 대사 장애)을 교정하여 혈청 중성 지방과 유해한 LDL 콜레스테롤을 감소시키고 유익한 HDL 콜레스테롤을 증가시키므로 동맥경화의 예방에도 좋다.[96]

굶다가 다시 먹으면 같은 열량을 섭취해도 기초대사량이 줄어 있으므로 그 전보다 지방으로 축적되는 양이 많아진다. 꾸준한 운동만이 기초대사량을 늘릴 수 있는 유일한 방법이다. 걷기, 달리기, 자전거 타기, 줄넘기, 수영, 에어로빅 등의 유산소 운동으로 지방 분해를 촉진해야 한다. 30분 이상 지속적으로 운동하면 산소가 근육으로 전달되는데, 이는 심혈관계 기능과 호흡기계 기능을 향상시키는 데 도움을 준다.

전문가들은 사흘 이상 운동을 쉬면 효과가 떨어지므로 적어도 이틀에 한 번은 30~40분 이상 운동하는 것을 습관화하라고 권한다. 운동 시간을 내기 어렵다면 엘리베이터를 타는 대신 계단을 이용하는 등 일상생활 중에 운동량을 늘릴 수 있는 방법을 찾는 것도 요령이다.

사과 한 개를 먹으면
얼마나 움직여야 하나?

● 사과 한 개의 열량은 약 100kcal, 밥 3분의 1공기, 식빵 한 쪽, 달걀 한 개의 열량과 맞먹는 양이다. 이를 운동으로 소모하려면 얼마나 움직여야 할까? 다음의 표를 보자.

표9-3 ● 100칼로리를 소모하려면 얼마나 움직여야 하나?

기준 대상(한국인 영양권장량 기준): 성인 남성 – 172cm, 66kg / 성인 여성 – 160cm, 53kg | 단위: 분

활동 종류	남	여	활동 종류	남	여
다림질	33	44	럭비	11	14
목욕	25	34	배구	24	30
재봉	52	70	배드민턴	26	32
아이 등에 업고 걷기	25	34	볼링	26	32
음식 만들기	32	42	빨리 걷기	18	20
청소(전기 청소기)	30	41	산책	33	44
손세탁	26	34	수영	9	12
당구	45	58	스케이트	16	21
라켓볼	11	13	스키	11	14
수영(평형)	8	10	윗몸일으키기	10	13
스쿼시	10	13	자전거	20	25
운전	52	70	조깅	9	12
계단 오르기	15	20	줄넘기	9	13
골프	25	32	체조	20	25
농구	14	18	탁구	20	25
달리기	6	8	테니스	14	18
댄스	15	19	하이킹	15	19
등산	12	16	핸드볼	10	13

표9-4 ● 100칼로리를 섭취하려면 얼마나 먹어야 하나?

군별 분류		식품	무게(g)	어림치
곡류군		식빵	35	1쪽
		인절미	50	4개(3×2.5×1.5cm)
		옥수수	50	중 1/2개
		쌀밥	70	1/3공기
		고구마	70	중 1/2개
		삶은 국수	90	1/2공기
어육류군	고지방	감자	150	대 1개
		치즈	30	1.5장
		소갈비	30	소 1토막
		런천미트	40	5.5×4×1.8cm
		프랑크 소시지	40	1개
		참치 통조림	40	1/3컵
	중지방	메추리알	50	중 7개
		달걀	60	대 1개
		꽁치	60	중 1토막
		삼치	60	중 1토막
		갈치	60	중 1토막
		검정콩	25	불려서 1/3컵
		두부	100	1/4모
	저지방	쇠고기	80	로스용 2장(12×10×0.3cm) 썰어서 6~8장
		닭고기	80	소 2토막
		굴비	30	1토막
		뱅어포	30	2장
		가자미	100	소 2토막
		동태	100	중 1토막
		참치	100	2토막
		새우	100	깐 새우 1/2컵
		물오징어	100	중 2토막
과일군		건포도	40	3큰술
		바나나	120	중 1개
		포도	160	30알
		감(단감)	160	중 1개
		귤	200	중 2개
		배	200	중 2/3개
		사과	200	중 1개
		오렌지	200	중 1개
		자몽	240	1개
		참외	240	중 1개
		복숭아(황도)	300	소 2개
		딸기	400	중 20알
		토마토	500	2개
		수박	500	대 2쪽

한국인을 위한
식사 지침 십계명

● 우리는 일생 동안 27톤의 음식물을 먹는다. 우리나라 사람이 하루 세끼를 꼬박 먹는다고 가정했을 때 1인당 하루 식품 섭취량 1,048g에 평균 수명 71.31을 곱해서 나온 수치이다.

잘못된 식습관이 비만뿐 아니라 성인병의 원인이 된다는 사실은 의심의 여지가 없다. 이에 한국영양학회에서 제시한 한국인을 위한 식사 지침 십계명을 소개한다.

1 │ **다양한 식품을 골고루 먹자.** 인체가 생명을 유지하고 건강하게 매일의 생활을 영위해 나가는 데 필요한 영양소는 40여 종에 달한다. 이들 영양소의 역할은 다양하며 또 영양소 상호간에 유기적인 관계에 있어 한 영양소라도 과다 혹은 부족하면 영양상 균형이 깨지게 된다. 영양상 균형이 잡힌 식사를 하려면 다양하게 식품을 선택해서 부족한 영양소가 없도록 하는 것이 바람직하다.

2 │ **정상 체중을 유지하자.** 한국은 서구 여러 나라에 비하면 과다 체중에서 오는 건강 문제가 아직 심각하지 않다. 그러나 경제 수준의 향상과 더불어 생활양식이 서구화되어 가는 경향이고 체중과 신장이 점차 증가하면서 성인병의 발병률과 사망률도 증가 추세에 있

다. 체중이란 건강과 밀접한 관계가 있어 섭취한 열량과 소비된 열량이 서로 균형을 이룰 때 바르게 유지된다. 그러나 섭취 열량이 소비 열량보다 더 높을 때는 여분의 열량이 몸속에 지방으로 저장되어 체중이 증가한다. 그러므로 체중을 줄이고 싶을 때에는 열량이 높은 설탕, 탄산음료 등의 단 음식이나 튀김 같은 고열량 음식을 적게 먹어야 한다. 또 활동량을 늘려 열량을 많이 소비해서 에너지 대사의 균형을 유지해야 한다 정상 체중 이하로 체중을 줄이는 것도 건강을 해칠 우려가 있으므로 조심해야 한다.

3 **단백질을 충분히 섭취하자.** 단백질은 성장기 어린이나 성인에게 새로운 조직의 발달을 도와주며, 동시에 낡은 조직을 대치하여 정상적인 성장과 건강을 유지시켜 준다. 따라서 단백질의 결핍은 체조직의 손실을 불러와 성장 부진과 체력의 약화를 초래한다.

단백질은 여러 식품에 많이 들어 있는데도 일상생활에서 부족하기 쉬운 영양소이다. 단백질의 섭취는 곧 아미노산을 공급하기 위한 것이므로 필수 아미노산을 균형 있게 섭취하는 것이 중요하다. 식물성 식품은 인체의 요구량에 비해 한두 가지 아미노산이 부족한 경향이 있다. 반면에 육류, 어류 및 계란, 우유 등 동물성 식품은 아미노산의 균형이 매우 우수하며 식물성 식품에 부족한 아미노산을 보완해 준다. 따라서 질이 좋은 단백질의 섭취량을 늘리고 여러 식품을 골고루 먹어 매일 필요한 양의 단백질을 섭취하는 것이 중요하다.

4 **지방질은 총열량의 20% 정도를 섭취하자.** 한국인의 지방질 섭취량은 아직 부족한 실정이다. 발전기에 있는 우리나라의 경우 지역이나 생활양식 등에 따라 지방질 섭취량에 큰 차이가 있다. 국민영양 조사(보건사회부, 1984) 결과에 의하면 지방 섭취가 대도시에서는

총열량 섭취의 15%이며, 농촌의 경우는 총열량 섭취의 9%를 차지하고 있다.

반면에 서구 여러 나라에서는 너무 높은 지방 섭취(총열량 섭취의 40% 이상)로 인해 초래되는 여러 성인병의 예방책으로 지방 섭취를 우선 30%까지 줄이려는 노력을 하고 있다.

한국인의 경우는 영양권장량에서 추천한 바와 같이 총열량 섭취의 20% 정도를 지방질로 섭취할 것을 권하고 싶다. 특히 식물성(면실유, 들기름, 마가린, 참기름 등)과 동물성 유지(버터, 돼지기름, 생선기름 등)를 균형 있게 먹고, 생선과 콩도 먹어야 한다. 즉 질적인 면에서 필수 지방산 섭취의 균형을 유지하도록 한다.

식물성 기름은 체내외에서 산패되기 쉬우므로 보관시 공기 및 금속과의 접촉을 피하고 신선하게 보관해야 한다. 여러 번 튀기는 것도 삼가고 구입시 제조일을 확인하도록 한다.

5 **우유를 매일 마시자.** 우유는 칼슘과 리보플라빈의 함량이 높은 식품이다. 이 두 영양소는 우리나라 식사에서 특히 부족한데, 우유 한 컵(200ml)에는 칼슘 250mg, 리보플라빈이 0.36mg 정도 들어 있어 매일 우유를 한 컵씩 마신다면 이들 영양소의 섭취 수준을 크게 향상시킬 수 있다. 또한 우유의 단백질은 양적으로는 많지 않으나 필수 아미노산의 함량이 높아 우리나라 식사의 단백질 질을 높일 수 있다. 그러나 우유는 철분의 함량이 낮고 비타민D, 비타민C, 비타민 B_1 등의 함량도 낮으므로 이들 영양소의 공급은 크게 기대할 수 없다.

우유는 위궤양, 위염, 골다공증, 간장 질환, 당뇨병 등의 치료 및 예방을 위해서도 권장되는 식품이다. 이러한 우유의 영양학적 효과는 요구르트, 치즈 등의 유제품에서도 얻을 수 있다.

6 | **짜게 먹지 말자.** 식염의 성분이 되는 나트륨(Na)은 체내 대사에 꼭 필요한 무기질이다. 그러나 나트륨 섭취는 고혈압을 일으키므로 문제가 된다. 고혈압은 다른 여러 합병증을 유발할 수 있으므로 예방하는 것이 매우 중요하다. 최근 우리나라에서도 고혈압의 합병증으로 인한 사망률이 점차 증가하는 추세이다.

한국인은 곡류의 과잉 섭취로 인하여 매우 짜게 먹는 식습관을 갖고 있다. 우리나라 사람의 1일 평균 식염 섭취량은 20g이 넘어 서구 여러 나라보다 높은 편에 속한다. 그러므로 짜게 먹는 식습관을 고쳐 나트륨의 섭취를 줄이도록 노력해야 할 것이다.

나트륨의 섭취를 줄이려면 간장, 된장, 고추장 등의 사용량을 줄이고 동시에 식염을 이용한 가공 식품의 사용을 제한하여야 하며, 화학조미료의 무절제한 사용도 금해야 한다.

7 | **치아 건강을 유지하자.** 설탕을 많이 함유한 식품을 먹을 때 가장 큰 문제는 충치의 유발이다. 우리나라의 경우 국민의 90% 이상이 충치를 앓고 있어 문제가 더욱 심각하다.

설탕에 의한 충치 발생은 설탕의 총섭취량보다 섭취 빈도에 더 영향을 받으며, 특히 간식을 통한 섭취와 밀접한 관련이 있다. 사탕, 과자류, 아이스크림, 과일, 가공 식품 등 대부분의 간식은 설탕 함량이 높을 뿐 아니라 부착성도 높아 충치의 발생을 조장하며 청량음료를 자주 마시는 것도 충치를 유발한다. 이에 반하여 신선한 과일이나 야채는 구강 내에서 청정 작용을 극대화한다. 따라서 설탕이 많은 식품을 줄이고 신선한 과일을 먹도록 한다.

8 | **술 · 담배 · 카페인 음료를 절제하자.** 술은 열량은 높지만 다른 영양소가 거의 없고 식욕을 감퇴시키며 몇 가지 필수 영양소의

흡수를 방해하므로 비타민, 무기질 등의 부족을 일으키기 쉽다. 또한 만성적인 과음자는 간경변이나 지방간 등 간장 질환의 발생 위험이 크며, 임신 중 술을 마시면 기형아를 낳을 확률도 높다.

흡연은 폐포 대식 세포에 과산화수소의 발생을 증가시켜 폐기종을 유발하기 쉬우며, 항단백질 분해 효소의 부족을 가져와 폐를 상하게 한다. 혈중 유익한 HDL 콜레스테롤의 수준을 떨어뜨리고 혈청의 중성 지방을 상승시켜 심장병과 말초 혈관계의 질병도 많이 일으킨다.

카페인은 주로 커피나 홍차, 콜라에 많은데 중추신경을 자극하며 이뇨를 촉진하고 혈압을 높이며 철분 흡수를 방해하고 불면증을 유발한다. 그러므로 과량 섭취하면 부작용이 많다. 커피 중독이 되면 커피를 마시지 않을 경우 두통, 무기력, 초조, 불안 등의 증세를 보인다.

9 **식생활 및 일상생활의 균형을 이루자.** 한 사람의 하루 일과는 쉬고, 먹고, 활동하는 것으로 나눌 수 있다. 식생활은 생활의 중요한 부분으로 일상생활과 식생활의 관계는 다음과 같이 연관된다.

우선, 섭취 열량과 소비 열량 사이에 균형을 맞추기 위하여 열량이 지나치게 높거나 한두 가지의 영양소가 편중되어 있는 음식물을 많이 먹는 것을 피한다. 개인의 식사량과 질은 그날의 활동량과 현재까지의 건강 상태에 의해서 결정되므로 식사의 질과 양, 활동량과 운동량을 조절함으로써 건강을 유지하도록 해야 할 것이다. 또 규칙적으로 식사하고 배설하며 적절한 수면을 취해 일상생활과 식생활에 항상성을 유지해야 한다.

원만한 식생활은 일상생활의 성취감에 중요한 영향을 미친다. 그러므로 유쾌하고 규칙적이며, 균형 잡힌 식사를 하도록 노력해야 할 것이다.

10 **식사는 즐겁게 하자.** 가족들이 한자리에 모여 정성껏 만든 음식을 먹을 때 생활은 한층 더 즐거울 것이다. 즐겁고 바람직한 식사를 위해 몇 가지 사항을 고려할 필요가 있다.

우선 영양소를 고르게 섭취하도록 골고루 먹고, 적합한 조리 방법으로 영양소의 손실을 막는다. 식품의 특성과 조리시의 변화를 잘 이해하여 식품의 소화율을 증가시키고 가족의 기호를 만족시킬 수 있는 방법으로 조리한다. 또 식품에 들어 있는 미생물이나 기생충을 방지할 수 있도록 식품의 적당한 조리 온도를 선택한다.

더불어 가정에 사랑과 존경이 넘칠 때 식사 시간은 생활을 즐겁게 만드는 원동력이 될 수 있고, 더 나아가 밝은 사회의 기초가 될 것이다.

참고문헌

1. 조선일보, 1995년 6월 25일자.

2. 윤서석 · 이기열 · 유태종 · 안면수 · 조후종 · 이효지 · 권태완, 「한국음식의 개관」, 『한국음식대관』(제1권), 한국문화재 보호재단, 예맥출판사, 1997.

3. 한국인영양권장량 제6차 개정, 대한영양사회, 1995.

4. 한명규, 『건강하게 오래 삽시다』, 청목출판사, 1997.

5. 김경진, 『식품 조리 및 이론』, 보성문화사, 1994.

6. 송병춘 · 명원재, 『현대인의 식생활과 건강』, 건국대출판부, 1996.

7. 이자혜, 『알고 계세요, 식품 이야기』, 석탑도서출판, 1994.

8. 전영순 · 하정화, 『음식 토정비결 잘만 먹으면 100살까지 살 수 있다』, 혜진서관, 1994.

9. 신재용, 『밥상 위에 숨은 보약 찾기 – 약이 되는 먹거리 138가지』, 삶과 꿈, 1995.

10. 유태종, 『식품 카르테』, 박영사, 1976.

11. 윤숙경, 『우리말 조리어 사전』, 신광출판사, 1996.

12. 한겨레신문, 1998년 6월 18일자.

13. 최진호, 『신토불이 이야기』, 교문사, 1994.

14. 조선일보, 1997년 6월 4일자.

15. 홍사욱 외, 『영양과 건강』, 성균관대학교출판부, 1995.

16. 박현서 외 4인, 『식생활과 건강』, 효일문화사, 1997.

17. 한영실, 『음식이 보약이다』, 태웅출판사, 1998.

18. 『국민영양』, 1992년 2월호.

19. 『행복이 가득한 집』, 1997년 8월호.

20. 권태완, 『콩건강 여행』, 성하출판사, 1995.

21. 윤숙자 · 손정우 · 정재홍 · 신대숙 · 홍진숙 · 이정숙 · 명춘옥 공저, 『한국 전통 음식』, 열림마당출판사, 1993.

22. 한복려, 『떡과 과자』, 대원사, 1990.

23. 김숙희 · 김우경 · 장영애, 『식생활과 건강』, 신광출판사, 1997.

24. 이성우, 『한국 요리 문화사』, 교문사, 1985.

25. 염초애 · 장명숙 · 윤숙자, 『한국음식』, 효일문화사, 1993.

26. 『국민영양』, 1995년 3월호.

27. 미야오고헤이 야마다쿄코, 『양파와 건강』, 국제문화 출판공사, 1993.

28. 이규태, 『우리의 음식 이야기』, 기린원, 1991.

29. 진 카퍼, 『약이 되는 먹거리』, 까치, 1992.

30. 이영진, 『몸안의 활성 산소를 제거하라』, KBS 문화사업단, 1988.

31. 전희정 · 전세열 · 심영자 공저, 『식품과 현대인의 건강』, 지구문화사, 1995.

32. 유태종, 『음식궁합』, 둥지출판사, 1996.

33. 한정숙,『한국 음식 문화의 개설』, 단정사, 1978.
34. 최영전,『산나물 재배와 이용법 – 유망한 산채 재배법』, 오성출판사, 1991.
35. 『국민영양』, 1998년 3월호.
36. 『국민영양』, 1997년 1·2월호.
37. 『국민영양』, 1994년 7·8월호.
38. 『국민영양』, 1991년 1·2월호.
39. 문수재,『현대인의 생활 영양』, 신광출판사, 1993.
40. 이덕봉,「식물편 – 유용 식물」,『문교부 한국 동식물보감』(제15권),
    삼화서적주식회사, 1974.
41. 『국민영양』, 1993년 3월호.
42. 『국민영양』, 1995년 7·8월호.
43. 『국민영양』, 1996년 5월호.
44. 전희정·이효지,『서양 음식』, 교문사, 1996.
45. 농촌영양개선연구원,『식품과 영양』(하계 4권 2호, 통권 제4호), 1983.
46. 이철호,『음식오케스트라』, 유림문화사, 1994.
47. 윤희숙 외 3인,『한국인의 식생활과 건강』, 상명대학교, 1996.
48. 박종수,『하절기 우유 및 유제품에 대한 위생 관리』, 한국유가공협회 제61호, 1995.
49. 김경삼·문정원 공저,『식품과 건강』, 세종출판사, 1995.
50. 길아사·김영진 공저,『우유 건강법 – 알려지지 않은 건강 효과』,
    한국유가공협회 제65호, 1996.
51. 김숙희·김영중·이종미,『영양과 성장유지 – 우유와 유제품을 중심으로』,
    이화여자대학교출판부, 1982.
52. 한국일보, 1997년 9월 12일자.
53. 조선일보, 1998년 7월 21일자.
54. 김은진,「타우린 첨가에 따른 고지방식 렛트와 자연 발생 고혈압 렛트(SHR)의 생리적
    변화에 미치는 영향」, 부경대학교 석사학위 논문, 1998.
55. 최진호,『바다 음식을 먹으면 머리가 좋아진다』, 자유문화사, 1995.
56. 이혜수,『조리 과학』, 교문사, 1986.
57. 『국민영양』, 1994년 1·2월호.
58. 최진호,『건강 100세 김·미역을 즐겨라』, 협동문화사, 1997.
59. 『국민영양』, 1994년 12월호.
60. 정현숙·정외숙 공저,『새로운 조리 과학』, 지구문화사, 1998.
61. 『라벨르』, 1995년 12월호.
62. 농림수산부,『식품과 영양』(9권 1호), 1988.

63. 지성규, 『기능성 식품』, 광일문화사, 1992.

64. 『국민영양』, 1990년 4월호.

65. 박종세 · 김동술, 『꼭 알아야 할 식품 위생』, 유림문화사, 1998.

66. 조선일보, 1996년 11월 14일자.

67. 박명윤, 『건강 보조 식품』, 생활지혜사, 1995.

68. 김승혜, 『종교학의 이해』, 분도출판사, 1986.

69. 조선일보, 1997년 2월 12일자.

70. 이장규, 『암 백과 - 암에 관한 모든 것』, 서음사, 1987.

71. 송재철 · 박현정 · 신완철, 『최신 식품학』, 교문사, 1998.

72. 홍순명 · 최석영 · 송재철 · 유리나, 『건강과 영양』, 울산대학교 출판부, 1994.

73. 한겨레신문, 1994년 11월 20일자.

74. 경향신문, 1994년 11월 19일자.

75. 송재철 · 양한철, 『식품첨가물학』, 세문사, 1993.

76. 세계일보, 1994년 10월 18일자.

77. 한인규, 『한국인의 식품 구조 - 그 현황과 개설 방향』, 한국영양학회지, 1978.

78. 경향신문, 1994년 5월 25일자.

79. 한국일보, 1997년 8월 27일자.

80. 경향신문, 1994년 6월 25일자.

81. 중앙일보, 1995년 4월 22일자.

82. 윤숙자, 『한국의 저장 발효 음식 - 이론과 실제』, 신광출판사, 1997.

83. 박철진, 「김치 발효 중 유기산 및 담 함량의 변화」, 경희대학교 석사학위 논문, 1988.

84. 최홍식, 『한국인의 생명, 김치』, 밀알, 1995.

85. 조선일보, 1998년 6월 29일자.

86. 농림수산부, 『식품과 영양』(5권 2호), 1984.

87. 『Queen』, 1996년 9월호.

88. 동아일보, 1995년 10월 18일자.

89. 경향신문, 1994년 1월 6일자.

90. 동아일보, 1995년 10월 11일자.

91. 한국일보, 1996년 4월 18일자.

92. 조선일보, 1996년 10월 10일자.

93. 조선일보, 1998년 7월 13일자.

94. 세계일보, 1995년 5월 2일자.

95. 중앙일보, 1996년 6월 4일자.

96. 『국민영양』, 1995년 9월호.

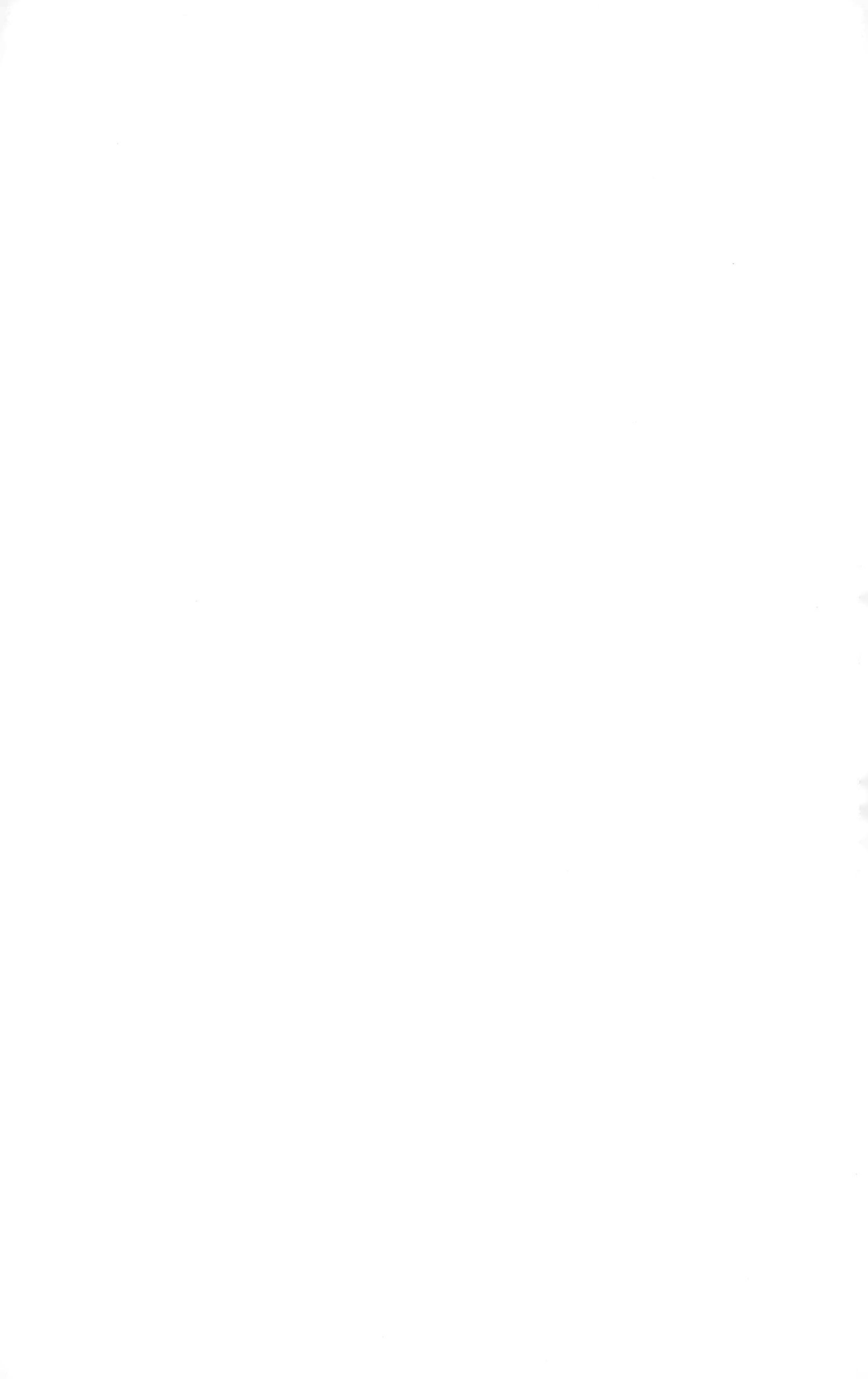